现代医学影像与临床应用

主编　李　冰　李安栋　仲　珂　吴蓓蓓

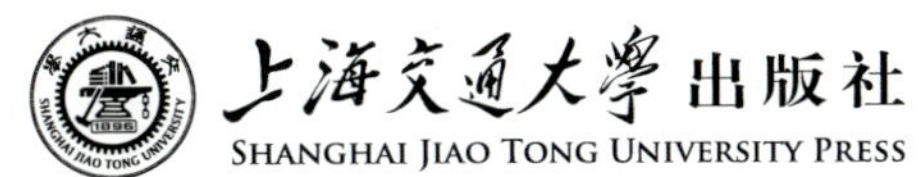

内容提要

本书在介绍医学影像学理论知识的基础上，阐述了临床常见病与多发病的病理生理基础、临床表现、影像学检查方法和影像学征象等内容。本书可供医院临床医务人员和医学院校师生阅读使用。

图书在版编目（CIP）数据

现代医学影像与临床应用 / 李冰等主编. --上海 ：上海交通大学出版社，2024.5

ISBN 978-7-313-30850-4

Ⅰ. ①现… Ⅱ. ①李… Ⅲ. ①影像诊断 Ⅳ. ①R445

中国国家版本馆CIP数据核字（2024）第106840号

现代医学影像与临床应用

XIANDAI YIXUE YINGXIANG YU LINCHUANG YINGYONG

主　　编：李　冰　李安栋　仲　珂　吴蓓蓓

出版发行：上海交通大学出版社　　地　　址：上海市番禺路951号

邮政编码：200030　　电　　话：021-64071208

印　　制：广东虎彩云印刷有限公司

开　　本：710mm×1000mm 1/16　　经　　销：全国新华书店

字　　数：200千字　　印　　张：11.5

版　　次：2024年5月第1版　　插　　页：2

书　　号：ISBN 978-7-313-30850-4　　印　　次：2024年5月第1次印刷

定　　价：198.00元

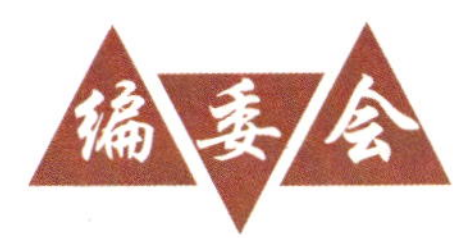

编委会

主　编

李　冰　李安栋　仲　珂　吴蓓蓓

副主编

陈培新　朱先林　刘德永　易明胜

编　委（按姓氏笔画排序）

朱先林（山东省济宁市兖州区铁路医院）

仲　珂（山东省梁山县小安山卫生院）

刘德永（广东省清远市中医院）

李　冰（山东省济宁市第二人民医院）

李安栋（山东省泗水县人民医院）

吴蓓蓓（山东省菏泽市牡丹人民医院）

张西伟（中国人民解放军第八十集团军医院）

陈培新（山东省梁山县人民医院）

范少军（河南省郑州阳城医院）

易明胜（郑州大学第二附属医院）

罗　馨（山东省淄博市第五人民医院）

前言
FOREWORD

伴随着医学影像技术发展速度的突飞猛进，医学影像诊断手段已从传统的X线诊断发展成为诊断与治疗兼备。医学影像学体系更加完整、医学影像诊断手段越来越先进，这极大地提高了疾病的诊断准确率，从而使影像技术在医师诊断病情中发挥着越来越重要的作用，也彻底改变了医学影像学在临床医学中的地位，使之由辅助检查手段变为临床最主要的检查方法。CT、MR、DSA、超声、彩色多普勒、红外线成像、核素等各项新技术，均已应用于临床。这些诊断方法在敏感性、特异性、准确性及经济实用性方面各有其优缺点，因而迄今尚不能用一种方法取代其他方法。故应根据不同疾病的特点作出选择，各种方法相互配合，取长补短，才能更好地为临床诊断服务。有鉴于此，编者特编写了《现代医学影像与临床应用》一书，以帮助影像科医务工作者迅速、准确地对临床常见疾病作出影像诊断。

本书注重将基础理论与临床实践相结合，在介绍医学影像学理论知识的基础上，阐述了临床常见病与多发病的病理生理基础、临床表现、影像学检查方法和影像学征象等内容。本书紧跟当前医学影像学的发展进程，结合了国内外最新的医学影像学文献资料，为读者呈现了现代影像学的新理念、新知识和新技术，资料新颖、内容丰富、结构合理、实用性强，可供医院临床医务人员和医学院校师生阅读使用。

在本书的编写过程中，编者借鉴了国内近年的影像学文献，尽可能地为读者呈现此领域的知识精华。然而，由于本书的编写时间仓促、篇幅有限，加上编者的理论水平和实践经验有限，且现代医学影像学的发展日新月异，本书内容难免存在不足之处，希望读者不吝赐教，使本书日臻完善。

《现代医学影像与临床应用》编委会

2024年2月

目录
CONTENTS

第一章

人体影像解剖

第一节　头　　部

头部横断层常用基线:①眦耳线(听眦线),眼外眦与同侧外耳门中点的连线,颅脑横断层扫描多以此线为基线;②Reid 基线,眶下缘中点至同侧外耳门中点的连线,又称为人类学基线或下眶耳线,头部横断层标本的制作常以此线为准,冠状位断层标本的制作也常以该线的垂线为基线;③连合间线,前连合后缘中点至后连合前缘中点的连线,又称 AC-PC 线,现作为标准影像扫描基线。

一、经大脑半球顶部的横断层

颅腔内可见左、右大脑半球顶部的断面,断面外侧由前向后有额上回、中央前沟、中央前回、中央沟、中央后回和顶上小叶。内侧由前向后可见额内侧回、中央旁沟、中央旁小叶、扣带沟缘支和楔前叶。两大脑半球间是大脑纵裂,内有大脑镰,其前、后端可见三角形的上矢状窦(图 1-1)。

二、经半卵圆中心的横断层

此断面经胼胝体上方。大脑镰位居左右半球之间,其前、后端仍可见上矢状窦的断面。大脑半球断面内的髓质形成半卵圆中心,髓质和皮质分界明显(图 1-2)。半卵圆中心的髓质来自 3 种纤维:①投射纤维,连接大脑皮质和皮质下各结构,大部分纤维呈扇形放射,称辐射冠;②联络纤维,连接一侧半球各皮质区,联络纤维多而发达;③连合纤维,连接两大脑半球的相应皮质区。

三、经胼胝体压部的横断层

侧脑室前角呈倒“八”字形向前外伸展,两前角后半部分之间为透明隔,向后经室间孔通向第三脑室。透明隔后连穹隆柱。第三脑室呈纵向裂隙状,其后方为胼胝体压部。侧脑室前角外侧是尾状核头，两前角前方为胼胝体膝(图 1-3)。背侧丘脑呈团块状位于第三脑室两侧，前端为丘脑前结节，后端为丘脑枕。尾状核和背侧丘脑外侧是“＞＜”形的内囊，计算机体层成像(CT)图像上基底核和内囊清晰可见。内囊外侧是豆状核壳，壳外侧是屏状核和岛叶，岛叶外侧可见外侧沟，其内有大脑中动脉走行。胼胝体压部后方的小脑幕呈 V 形，后连大脑镰。

大脑半球内侧面前部可见额内侧回和扣带回，后部可见扣带回和舌回。大脑半球外侧面的脑回由前向后依次为额上回、额中回、额下回、中央前回、中央后回、缘上回、角回和枕外侧回。

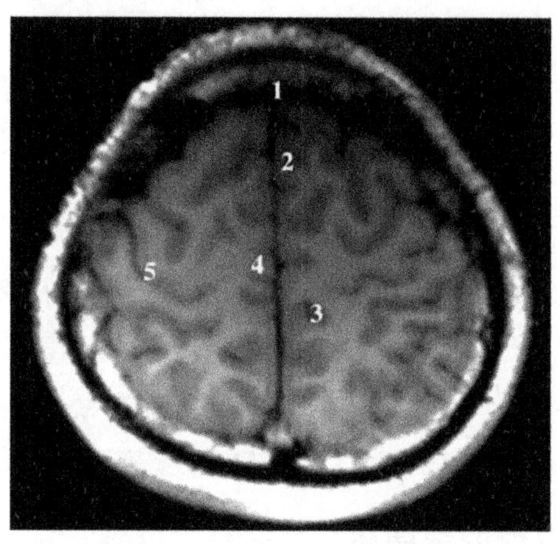

1.上矢状窦;2.额内侧回;3.扣带沟缘支;4.中央旁小叶;5.中央沟

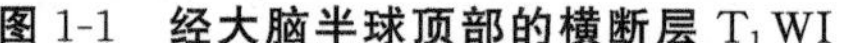

图 1-1　经大脑半球顶部的横断层 T_1WI

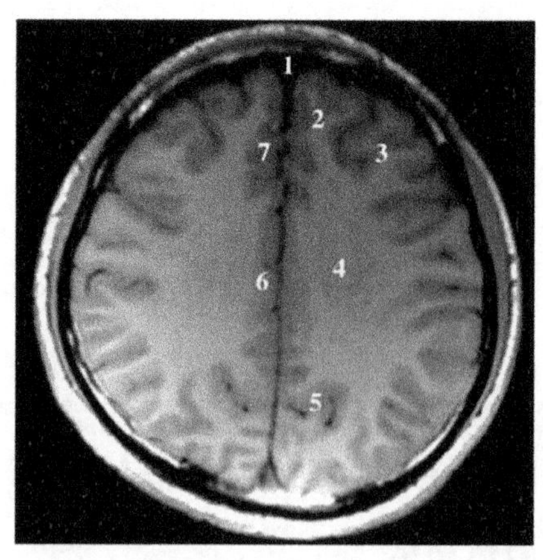

1.上矢状窦;2.额上回;3.额中回;4.半卵圆中心;5.顶枕沟;6.扣带回;7.额内侧回

图 1-2　经半卵圆中心的横断层 T_1WI

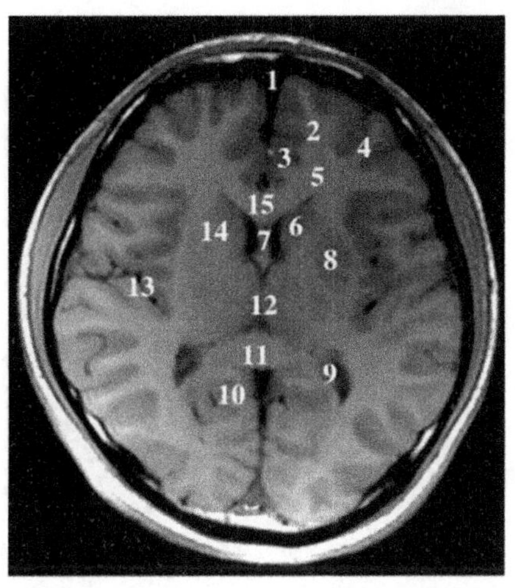

1.上矢状窦；2.额上回；3.扣带回；4.额中回；5.胼胝体额钳；6.尾状核头；7.透明隔；8.豆状核；9.侧脑室三角区和脉络丛；10.扣带回峡；11.胼胝体压部；12.第三脑室；13.外侧裂；14.内囊前肢；15.胼胝体膝

图 1-3　经胼胝体压部的横断层 T_1WI

四、经前连合的横断层

大脑外侧沟分隔前方额叶及后方的颞叶，小脑在断面后方。中脑位居断面中央，其后部左右稍隆起者为上丘，中脑水管形似针孔样位于顶盖前方，黑质颜色较深位于前外，红核位于其后内。前连合位于大脑纵裂和第三脑室之间，前连合中部纤维聚集成束，两端分别向前、后放散，整体呈 H 形。前连合在磁共振成像(MRI)图像上是重要的标志性结构。侧脑室前角外侧可见尾状核，尾状核和壳相连，其外侧可见屏状核和岛叶。侧脑室下角位于颞叶内，狭窄并略呈弧形，前壁可见尾状核尾，底壁为海马。小脑断面增大呈扇形，中间为小脑蚓，两侧为小脑半球，小脑幕呈“八”字形位于颞叶和小脑之间(图 1-4)。

五、经视交叉的横断层

此断层中部可见五角形的鞍上池，由交叉池和桥池组成。池内有视交叉、垂体柄、鞍背、基底动脉末端和动眼神经，视交叉两侧为颈内动脉。额叶的断面进一步缩小，可见内侧的直回和外侧的眶回。鞍上池两侧可见颞叶，颞叶与额叶间隔以蝶骨小翼和外侧沟。颞叶内可见杏仁体位于钩的深面和侧脑室下角的前方。鞍上池后方为脑桥，脑桥后方为小脑，二者间连以粗大的小脑中脚，其间可见第四脑室断面(图 1-5)。小脑与颞叶之间隔以三角形的颞骨岩部和伸向前内的小脑幕。

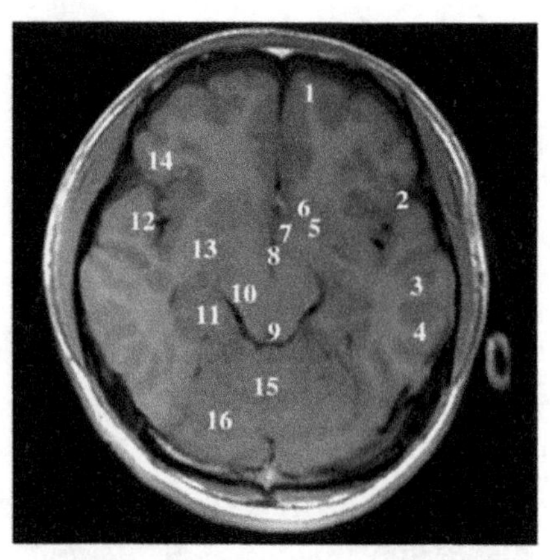

1.额上回;2.外侧沟;3.颞中回;4.颞下回;5.壳;6.尾状核头;7.前连合;8.第三脑室;9.中脑水管;10.红核;11.海马旁回;12.颞上回;13.内囊后肢;14.额下回;15.小脑蚓;16.小脑半球

图 1-4　经前连合的横断层

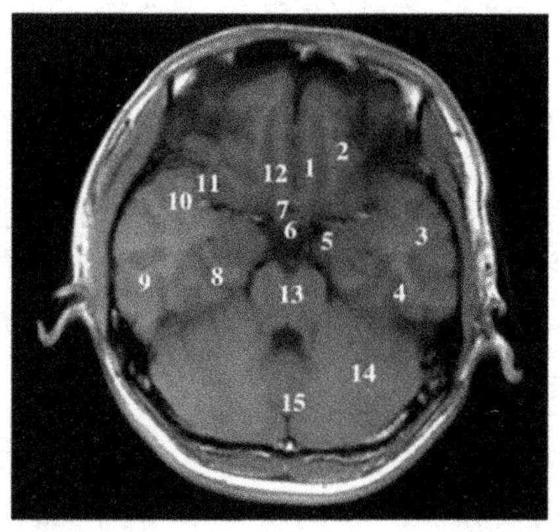

1.直回;2.眶回;3.颞中回;4.枕颞沟;5.钩;6.漏斗;7.视交叉;8.侧副沟;9.颞下回;10.颞上回;11.外侧沟;12.嗅束沟;13.脑桥;14.小脑半球;15.蚓垂体

图 1-5　经视交叉的横断层 T_1WI

六、经垂体的横断层

垂体位于断面前份中部,其前方有蝶窦,垂体两侧是海绵窦,海绵窦的外侧为颞叶,两者之间隔以海绵窦外侧壁。垂体后方为鞍背,鞍背后方是脑桥。

颅后窝内的小脑借小脑中脚连于脑桥,其间有不规则的第四脑室(图 1-6)。小脑半球内有齿状核;外侧为连于横窦与颈内静脉之间的乙状窦,是颅内血液回流的主要途径。

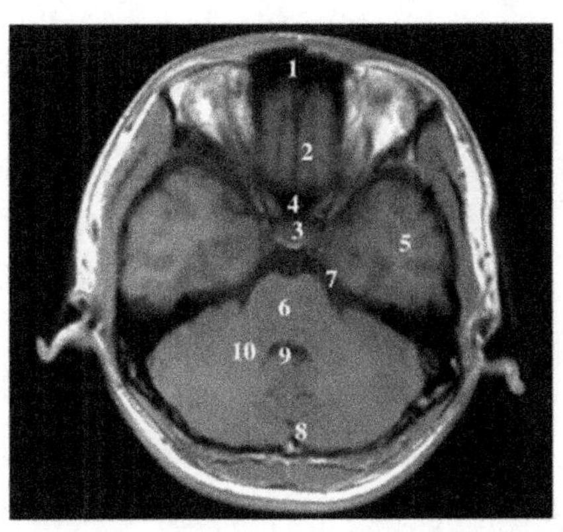

1.额窦；2.直回；3.垂体；4.蝶窦；5.颞叶；6.脑桥；7.展神经；8.小脑镰；9.第四脑室；10.小脑中脚

图 1-6　经垂体的横断层 T_1WI

七、经下颌颈的横断层

鼻咽位于断面中央，前方借鼻后孔与鼻腔相通。鼻咽后方依次可见咽后间隙、椎前筋膜、椎前间隙和椎前肌的断面；后外侧为咽隐窝。咽侧方的咽旁间隙较宽大，呈三角形，位于翼内肌、腮腺、脊柱与咽侧壁之间，上至颅底，下达舌骨平面，呈潜在性漏斗状的疏松结缔组织区域。以茎突及茎突周围肌为界分为咽旁前、后间隙，咽旁后间隙内有颈内动、静脉及第Ⅸ～Ⅻ对脑神经等。

鼻腔两侧为上颌骨、上颌窦。上颌窦后内侧与鼻腔、蝶骨大翼之间为翼腭间隙，后外侧有颧弓、颞肌和翼外肌。翼外肌内侧出现翼内肌和咽鼓管软骨的断面；后外侧有椭圆形的下颌颈和腮腺。

颅后窝断面接近枕骨大孔，可见延髓和小脑扁桃体(图 1-7)。

八、经枢椎体上份的横断层

鼻咽位于断面中央，其前部为固有口腔、舌和牙龈；固有口腔与鼻咽之间可见软腭、腭垂和扁桃体窝及其内的腭扁桃体。颊肌紧贴于固有口腔两侧，其后方的面侧区仍可见下颌支和其外侧的咬肌及咬肌间隙，内侧的翼内肌及翼下颌间隙，后方的腮腺及“腮腺床”。咽后间隙位于咽后壁与椎前筋膜之间，上至颅底，向下通食管后间隙，外侧是咽旁间隙及其内的颈动脉鞘等。

枢椎体与椎前筋膜之间为椎前间隙，上至颅底，下达胸部，为一潜在性间隙，颈椎结核的寒性脓肿可进入此间隙向下蔓延(图 1-8)。

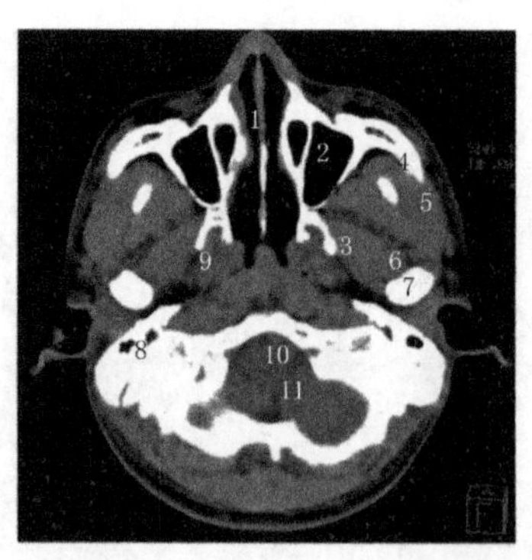

1.鼻中隔软骨;2.上颌窦;3.翼突外侧板;4.颧弓;5.颞肌;6.翼外肌;7.下颌颈;8.乳突;9.翼内肌;10.延髓;11.小脑扁桃体

图 1-7　经下颌颈的横断层 CT 图像

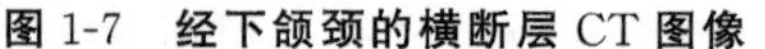

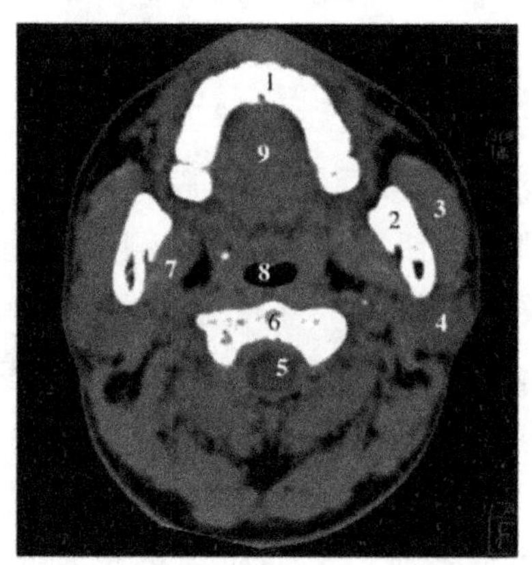

1.上颌骨牙槽突;2.下颌支;3.咬肌;4.腮腺;5.脊髓;6.枢椎体;7.翼内肌;8.鼻咽;9.舌肌

图 1-8　经枢椎体上份的横断层 CT 图像

九、经下颌角的横断层

此断层经第 3 颈椎,下颌体、下颌角和下颌下腺的断面出现。

口咽位于断面中央,其前方为固有口腔。舌的两侧是下颌体和下颌角;其外侧的咬肌和咬肌间隙、内侧的翼内肌和翼下颌间隙断面均明显缩小。下颌骨内侧出现封闭口腔底部的下颌舌骨肌、下颌下腺和二腹肌后腹;在下颌骨与二腹肌前、后腹之间围成的下颌下三角内,有颌下间隙及其内的下颌下腺(图 1-9)。

十、正中矢状面

由于左、右侧大脑半球发育的不对称性,大脑镰很少处于正中位置,故该断层大脑镰不完整。

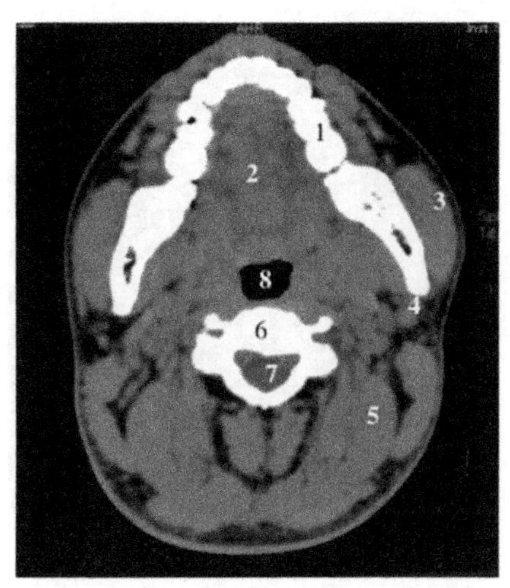

1.下颌骨牙槽突；2.颏舌肌；3.咬肌；4.颈外静脉；5.头颊肌；6.第3颈椎体；7.脊髓；8.口咽

图 1-9　经下颌角的横断层 CT 图像

胼胝体居脑部中份。胼胝体的嘴、膝、干与穹隆之间为透明隔。胼胝体压部的前下方，右侧大脑内静脉位于帆间池内，向后汇入大脑大静脉。此处的蛛网膜下腔，自上而下形成了大脑大静脉池、松果体池、四叠体池。胼胝体嘴的下方是胼胝体下回和终板旁回。向后为前连合和终板，向下依次是视交叉、漏斗、灰结节和乳头体。

与胼胝体沟平行的是扣带沟，侧脑室外侧壁上可见尾状核；在室间孔的前方，穹隆柱向后上延续成穹隆体。

脑干腹侧自上而下可见：交叉池，池内有大脑前动脉（A1 段）；脚间池，含基底动脉末端和大脑后动脉（P1 段）；基底动脉位于桥池，紧贴脑桥的基底沟；脑干背侧，菱形窝构成第四脑室底；上髓帆、第四脑室脉络组织、下髓帆和小脑上脚组成其顶部。原裂将小脑分隔成前、后叶；小脑扁桃体的下方是宽阔的小脑延髓池（图 1-10）。

小脑幕分隔了上方的大脑枕叶（幕上结构）和下方的小脑及脑干（幕下结构），直窦汇集了大脑大静脉的血液，向后流入窦汇。

垂体前、后叶分界明显，上方被鞍膈覆盖，由垂体柄连于漏斗。垂体窝的下方是形态不规则的蝶窦。

上矢状窦直通窦汇，在颅顶部可见蛛网膜粒突入上矢状窦。

小脑扁桃体位置变异较大，突入枕骨大孔或其以下 3 mm 均属正常范围。

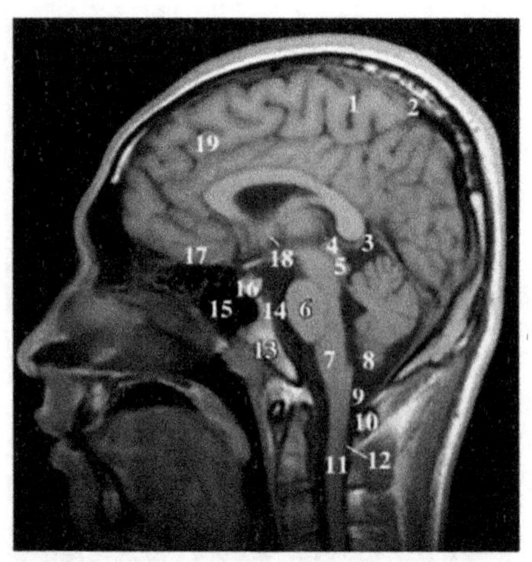

1.中央旁沟；2.大脑镰；3.大脑大静脉；4.松果体；5.四叠体；6.脑桥；7.延髓；8.小脑扁桃体；9.小脑延髓池；10.寰椎；11.脊髓；12.蛛网膜下腔；13.斜坡；14.基底动脉；15.蝶窦；16.垂体；17.直回；18.前连合；19.额上回

图 1-10 颅脑正中矢状面左面观 T_1WI

第二节 胸　部

一、胸膜顶层面横断层

气管位居横断面前部的中央，其前方和侧方有甲状腺两侧叶和峡部，呈C形包绕，左后方是食管，甲状腺侧叶两侧见颈动脉鞘，鞘内颈内静脉居前外，颈总动脉居后内，两者之间的后方是迷走神经。右喉返神经位于气管的右侧，左喉返神经在左气管食管沟内，膈神经在椎前筋膜深面，前斜角肌前方，斜角肌间隙内有锁骨下动脉和臂丛神经。此断层的最大特征是胸膜顶出现于第1胸椎体两侧，胸膜顶前方有锁骨下动脉和臂丛神经，外侧和后方分别有第1、2肋骨及第1肋间隙（图1-11）。

二、第3胸椎体层面

此断面经第3胸椎体。上纵隔内头臂干位于气管的前方。左头臂静脉右下移逐步靠近右头臂静脉。右迷走神经离开右头臂静脉的深面至气管的右侧壁。胸导管位于食管、左锁骨下动脉和左肺之间，紧贴左纵隔胸膜。气管多数呈C

形，后面恒定地与食管相毗邻。气管的右侧壁与右纵隔胸膜紧贴，左侧则紧贴左颈总动脉和左锁骨下动脉（图 1-12）。

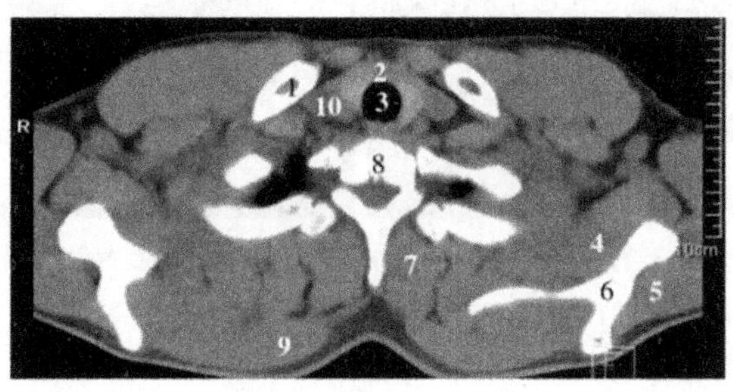

1.锁骨胸骨端；2.甲状腺；3.气管；4.肩胛下肌；5.冈下肌；6.肩胛骨；7.竖脊肌；8.第 1 胸椎体；9.斜方肌；10.颈动脉鞘

图 1-11　经胸膜顶层面的横断层 CT 图像

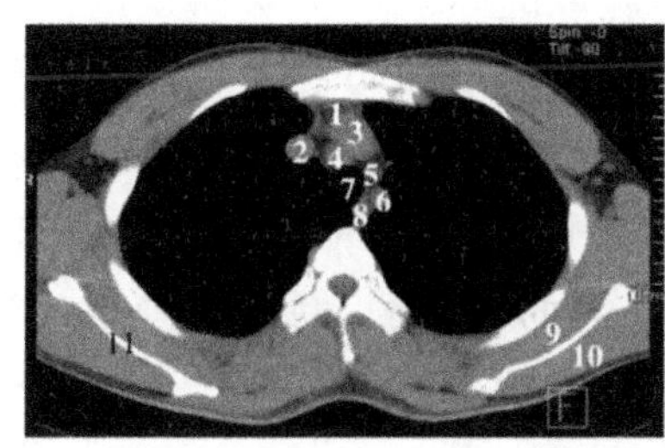

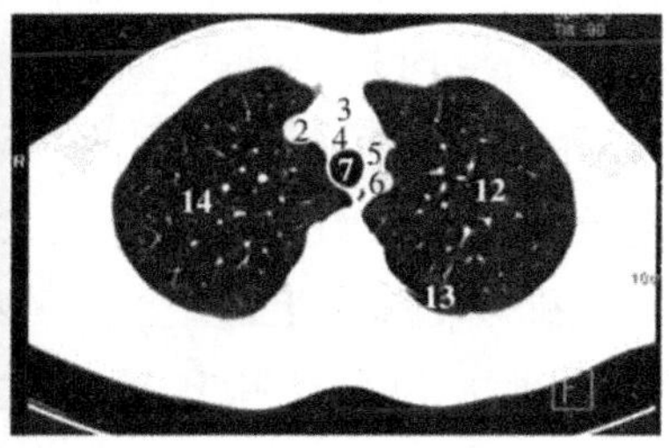

1.血管前间隙；2.右头臂静脉；3.左头臂静脉；4.头臂干；5.左颈总动脉；6.左锁骨下动脉；7.气管；8.食管；9.肩胛下肌；10.冈下肌；11.肩胛骨；12.左肺上叶；13.左肺斜裂；14.右肺上叶

图 1-12　经第 3 胸椎体的横断层 CT 图像

血管前间隙位于胸骨柄后方、大血管的前方，两侧为纵隔胸膜围成的间隙。胸腺、低位的甲状腺位于此间隙内。

三、主动脉弓层面横断层

该断层是识别纵隔上部管道结构的关键平面。在 CT 图像上，主动脉弓呈“腊肠”状。心包上隐窝位于主动脉弓的右前方。左心包膈血管、左膈神经、左迷走神经位于主动脉弓的外侧。主动脉弓的内侧从前向后依次是上腔静脉、气管、食管。气管食管沟与主动脉弓之间有左喉返神经。食管、主动脉弓和胸椎体之间有胸导管。

气管前间隙位于大血管和气管之间。间隙由主动脉弓、上腔静脉、奇静脉弓和气管围成。间隙内有气管前淋巴结和心包上隐窝（图 1-13）。

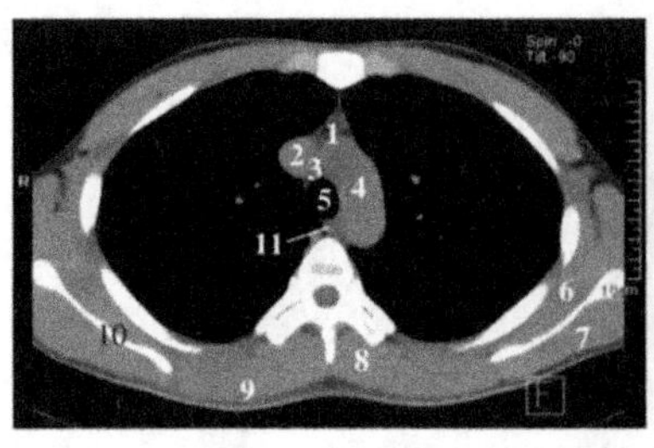
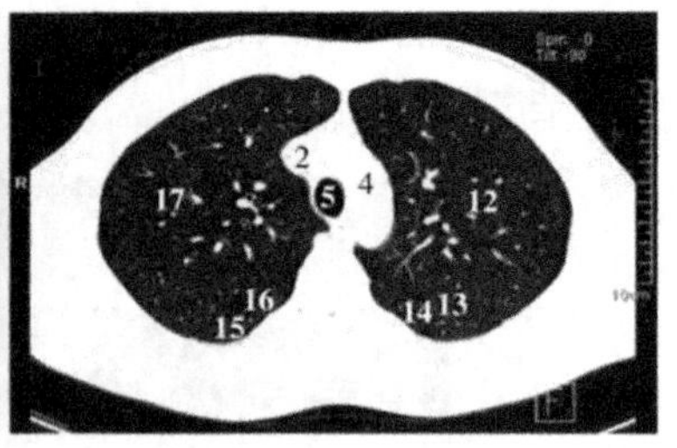

1.心包上隐窝;2.上腔静脉;3.气管前间隙;4.主动脉弓;5.气管;6.肩胛下肌;7.冈下肌;8.竖脊肌;9.斜方肌;10.肩胛骨;11.食管;12.左肺上叶;13.左肺斜裂;14.左肺下叶上段;15.右肺下叶上段;16.右肺斜裂;17.右肺上叶

图 1-13 经主动脉弓层面的横断层 CT 图像

四、奇静脉弓层面

此断层前经胸骨角，后经第 5 胸椎体。奇静脉弓位于纵隔右侧面，并从后方向前走行，形成平滑向外的隆凸。奇静脉弓淋巴结和心包上隐窝位于升主动脉、上腔静脉、奇静脉弓和气管杈围成的气管前间隙内。主动脉升部与胸主动脉之间至纵隔左缘称主动脉肺动脉窗。在 CT 图像上呈一低密度空隙，其范围是指主动脉弓下缘和肺动脉杈上缘之间 1～2 cm 的小区域，左外侧界为左纵隔胸膜，内侧界为气管，前方为主动脉升部，后方为食管和胸主动脉。此区含有动脉韧带、主动脉肺动脉窗淋巴结和左喉返神经。胸导管位于食管与胸主动脉之间。右肺上叶的段支气管和血管出现于肺门区，为右肺门的第一横断层，奇静脉弓可作为右肺门开始的标志(图 1-14)。

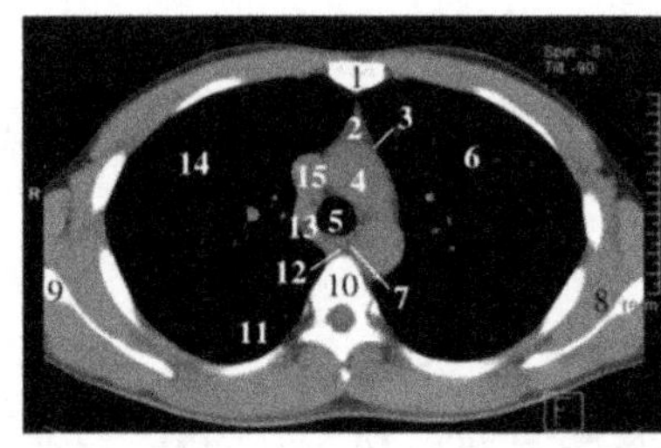
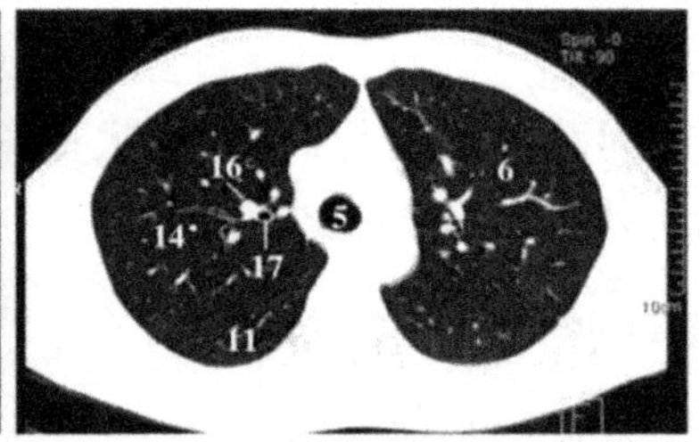

1.胸骨角;2.胸腺;3.心包上隐窝;4.升主动脉;5.气管;6.左肺上叶;7.食管;8.肩胛下肌;9.肩胛骨;10.第 5 胸椎体;11.右肺下叶;12.静脉食管隐窝;13.奇静脉弓;14.右肺上叶;15.上腔静脉;16.右肺上叶后段动脉;17.右肺间段支气管

图 1-14 经奇静脉弓的横断层 CT 图像

五、肺动脉杈层面

此断面经第 5 胸椎体下份。肺动脉干分为左、右肺动脉，形成状若“三叶草”

的肺动脉杈。左肺动脉由前向后外抵达肺门，是左肺门出现的标志。心包上隐窝围绕着升主动脉、肺动脉干的前方和左侧。在肺动脉杈和右肺动脉的后方有左、右主支气管。隆嵴下间隙是指前为肺动脉杈和右肺动脉，两侧为左、右主支气管，后为食管所围成的间隙，内有隆嵴下淋巴结。

肺门区结构将肺内侧面分为纵隔部、肺门区与脊柱部 3 个部分，将肺与纵隔之间的胸膜腔分为前、后两部，后部伸入食管与奇静脉之间形成奇静脉食管隐窝。

左肺门区的结构：左主支气管、左上肺静脉和肺动脉，呈前后排列。

右肺门区的结构：从前向后为右上肺静脉、肺动脉和支气管(图 1-15)。

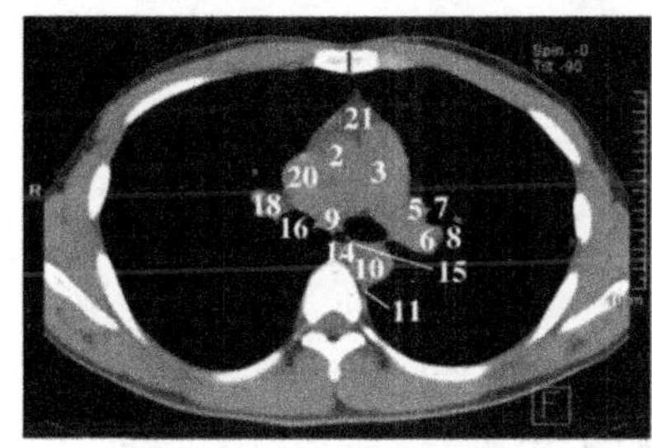

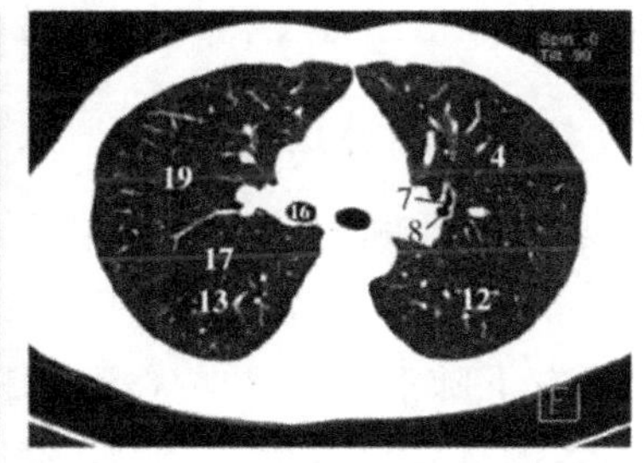

1.胸骨体；2.升主动脉；3.肺动脉干；4.左肺上叶；5.左上肺静脉；6.左肺动脉；7.前段支气管；8.尖后段支气管；9.气管支气管下淋巴结；10.胸主动脉；11.副半奇静脉；12.左肺下叶；13.右肺下叶；14.奇静脉；15.食管；16.右主支气管；17.斜裂；18.右肺上叶动脉；19.右肺上叶；20.上腔静脉；21.胸腺

图 1-15 经肺动脉杈的横断层 CT 图像

六、主动脉窦层面

此断面经第 6 胸椎体上份。纵隔的结构为出入心底的大血管，心包横窦，心包斜窦，左、右心耳，食管和胸主动脉。肺动脉瓣呈两前一后排列。胸导管行于胸主动脉与奇静脉之间。心包横窦位于升主动脉、肺动脉干的根部与左心房之间。左肺下叶的一部分肺组织呈小舌状伸入胸主动脉与左肺下叶动脉之间，抵达左主支气管的后壁。右主支气管和中间支气管的后外侧壁直接与肺组织相邻。右肺叶间动脉经上腔静脉与中间支气管之间至肺门，其位置关系较为恒定，是 CT 测量右肺动脉心包段管径的理想部位。

肺门区的结构由前向后排列关系：右肺门(右上肺静脉、叶间动脉、中间支气管)；左肺门(左上肺静脉、左主支气管及左肺上叶支气管、左肺下叶动脉)(图 1-16)。

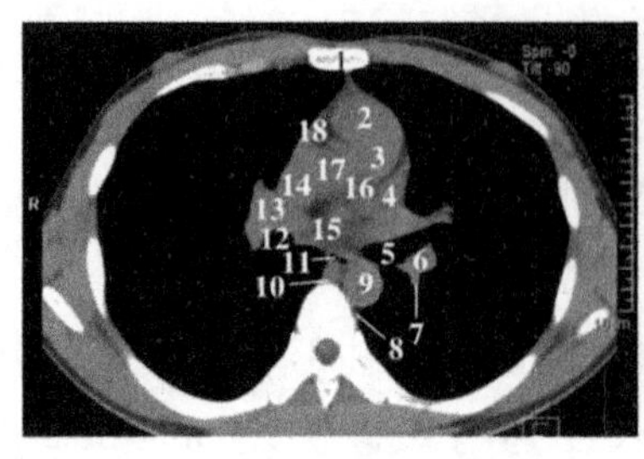

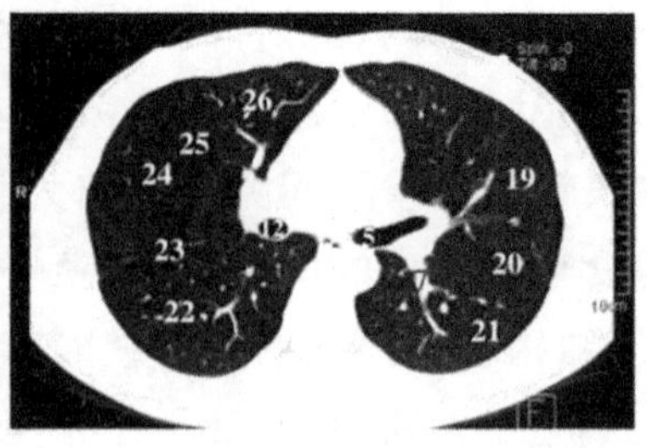

1.胸骨体；2.肺动脉干；3.右肺动脉；4.左心耳；5.左主支气管；6.左肺下叶动脉；7.上段动脉；8.副半奇静脉；9.胸主动脉；10.胸导管；11.食管；12.右主动脉；13.右上肺静脉；14.上腔静脉；15.心包斜窦；16.心包前下窦；17.升主动脉；18.右心耳；19.左肺上叶；20.左肺斜裂；21.左肺下叶；22.右肺下叶；23.右肺斜裂；24.右肺中叶；25.右肺水平裂；26.右肺上叶

图 1-16　经主动脉窦的横断层 CT 图像

七、左、右下肺静脉层面

此断面经第 6 胸椎间盘。纵隔内可见心的 4 个心腔，房间隔与室间隔相连，呈“S”形。右半心位于房间隔和室间隔的右前方，左半心位于房间隔和室间隔的左后方。左、右下肺静脉汇入左心房，提示两肺门已至下界。

纵隔的右侧是右肺中叶和下叶，左侧是左肺舌叶和左肺下叶。右肺中叶支气管和动脉均已分出两个干。右肺下叶支气管和动脉也为两个干。左肺上叶见舌叶支气管和血管分支。左肺下叶支气管为一总干，位于斜裂和左下肺静脉之间，左肺下叶动脉在断面内分为 4 支(图 1-17)。

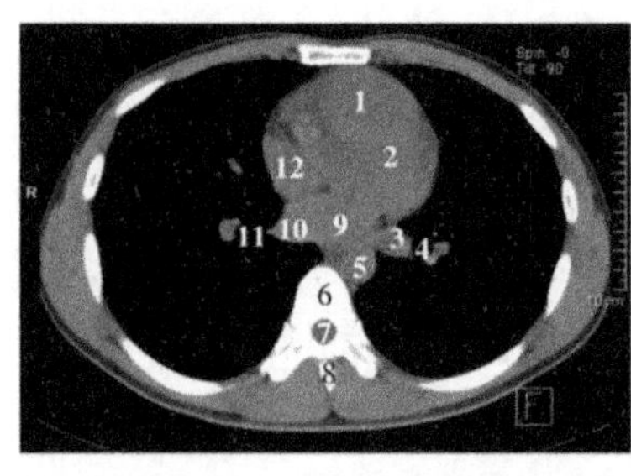

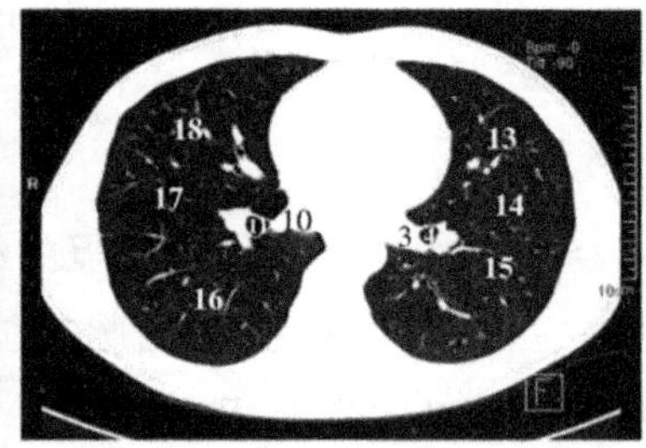

1.右心室；2.左心室；3.左下肺静脉；4.左肺下叶支气管；5.胸主动脉；6.第 7 胸椎体；7.椎管；8.棘突；9.左心房；10.右下肺静脉；11.右肺下叶支气管；12.右心房；13.左肺舌叶；14.左肺斜裂；15.左肺下叶；16.右肺下叶；17.右肺斜裂；18.右肺上叶

图 1-17　经左、右下肺静脉的横断层 CT 图像

八、膈腔静脉裂孔层面

此断面经第 8 胸椎体。右膈穹隆出现，其左后方可见腔静脉孔。心呈现 3 个心腔(左、右心室和右心房)。纵隔的右侧是右肺中叶和下叶，左侧是舌叶和左肺下叶。后纵隔内有食管、胸主动脉、奇静脉和胸导管(图 1-18)。

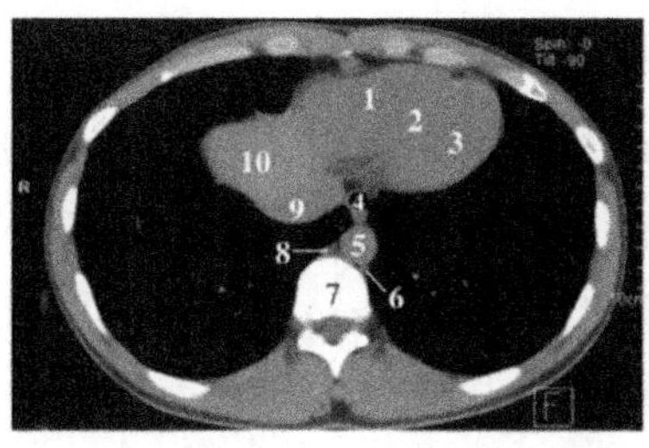

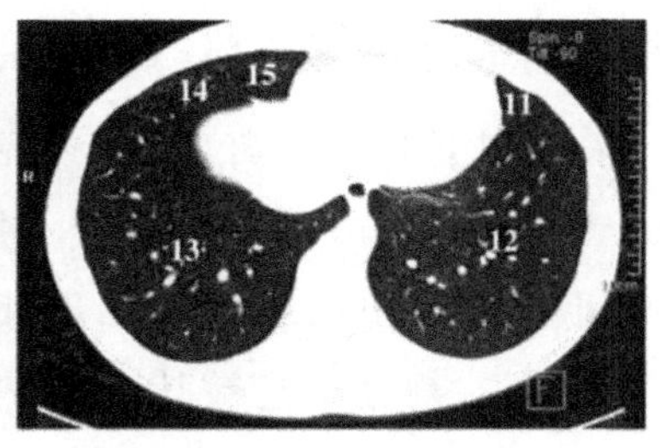

1.右心室;2.室间隔;3.左心室;4.食管;5.胸主动脉;6.半奇静脉;7.第 8 胸椎体;8.胸导管;9.上腔静脉;10.肝右叶;11.左肺舌叶;12.左肺下叶;13.右肺下叶;14.右肺斜裂;15.右肺中叶

图 1-18 经膈腔静脉裂孔的横断层 CT 图像

第三节 腹 部

一、经第二肝门的横断层

膈穹隆下方和内侧为腹腔,而胸腔则居其上方和外侧。食管左移至胸主动脉前方,于下一断层穿膈食管裂孔。在腹腔内,肝占据右侧,肝左外叶和胃底首次出现于膈左穹隆的下内侧。第二肝门出现是本断面的重要特征。第二肝门是指肝腔静脉沟上份肝左、中间、右静脉出肝处,多出现于第 10 胸椎体上份水平。肝右静脉出肝后多开口于下腔静脉右壁,肝中间静脉和肝左静脉可共同开口于下腔静脉左前壁,可见肝冠状韧带上层和肝裸区(图 1-19)。

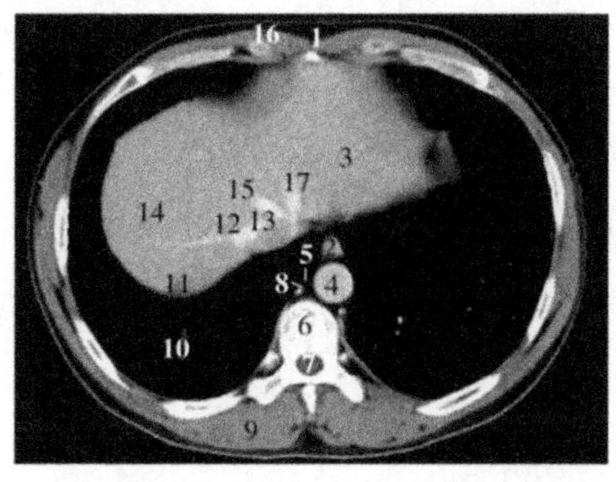

1.胸骨体;2.食管;3.肝左外叶;4.胸主动脉;5.胸导管;6.第 10 胸椎体;7.脊髓;8.奇静脉;9.竖脊肌;10.右肺下叶;11.肋膈隐窝;12.肝右静脉;13.下腔静脉;14.肝右前叶;15.肝中间静脉;16.腹直肌;17.肝左静脉

图 1-19 经第二肝门的横断层 CT 强化扫描图像

二、经肝门静脉左支角部的横断层

肺消失，仅剩下肋膈隐窝。腹腔内的结构由右至左表现为肝、胃底和脾，脾首次出现于胃底左后方，呈“新月”状。肝门静脉左支先出现角部，是本断面的重要特征。稍低水平可见横部的起始部和矢状部，囊部可与矢状部同层或稍低一个层面出现。肝左静脉干已被其上、下根取代(图 1-20)。

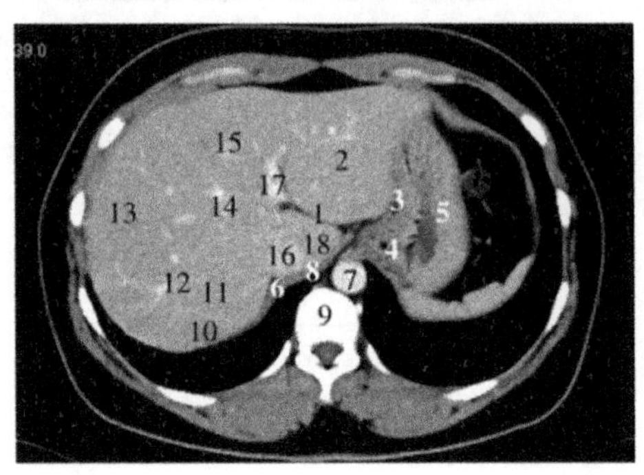

1.静脉韧带裂及肝胃韧带；2.肝左外叶；3.网膜囊；4.贲门；5.胃底；6.膈；7.胸主动脉；8.胸导管和奇静脉；9.第 11 胸椎体；10.肝裸区；11.肝右后叶；12.肝右静脉；13.肝右前叶；14.肝中间静脉；15.肝左内叶；16.下腔静脉；17.肝门静脉左支角部；18.肝尾状叶

图 1-20 经肝门静脉左支角部的横断层 CT 强化扫描图像

三、经肝门的横断层

肝门静脉及其右支的出现是肝门的标志。肝门静脉于下腔静脉前方的横沟内分出左支横部和右支主干，肝门静脉右支行向右后，分出右前支和右后支，分别进入肝的右前叶和右后叶。胆囊出现于肝门静脉右支前方，其左侧可见肝左、右管，右侧可见肝固有动脉右支。经肝门向前，肝圆韧带裂出现，它是肝左叶间裂的天然标志，分开左外叶与左内叶，内含有肝圆韧带。肝中间静脉和肝右静脉已为其属支，断面逐渐变小。

右肾上腺首次出现，居肝裸区、膈和下腔静脉后壁所围成的三角形空隙内。左肾上腺已于上一断层出现，位于胃后壁、膈和脾所围成的充满脂肪的三角内(图 1-21)。

四、经腹腔干的横断层

腹腔干常出现于第 12 胸椎下缘水平，自腹主动脉走向前下，分为胃左动脉、脾动脉和肝总动脉。肝断层变小，主要占据右半腹腔。肝圆韧带裂增宽，其左侧为游离的肝左外叶、右侧则为方叶，该裂内可见镰状韧带游离缘及其包含的肝圆韧带。小网膜左份为肝胃韧带，连于胃小弯；右份为肝十二指肠韧带，该韧带内除有数个肝门淋巴结的断面外，可见肝固有动脉居肝门静脉左前方，肝总管和胆囊管下行于肝门静脉右前方。网膜孔出现，其前方为肝门静脉，后方为下腔静脉。脾断面呈三角形，居胃体左后方和首次出现的左肾的外侧(图 1-22)。

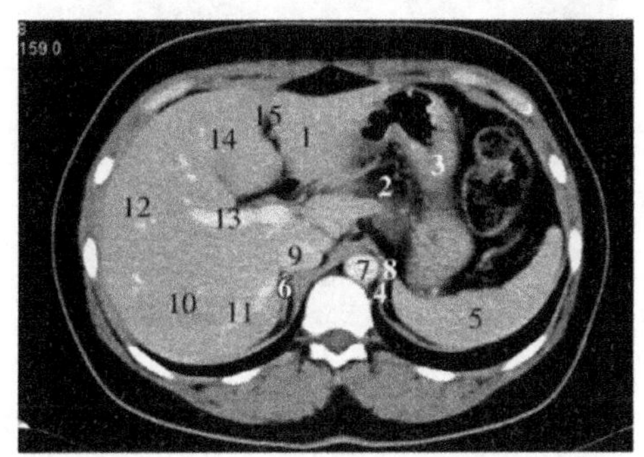

1.肝左外叶；2.小网膜；3.胃体；4.膈；5.脾；6.右肾上腺；7.胸主动脉；8.左肾上腺；9.下腔静脉；10.肝右后叶；11.肝右后下静脉；12.肝右前叶；13.肝门静脉右支；14.肝左内叶；15.肝圆韧带裂

图 1-21　经肝门的横断层 CT 强化扫描图像

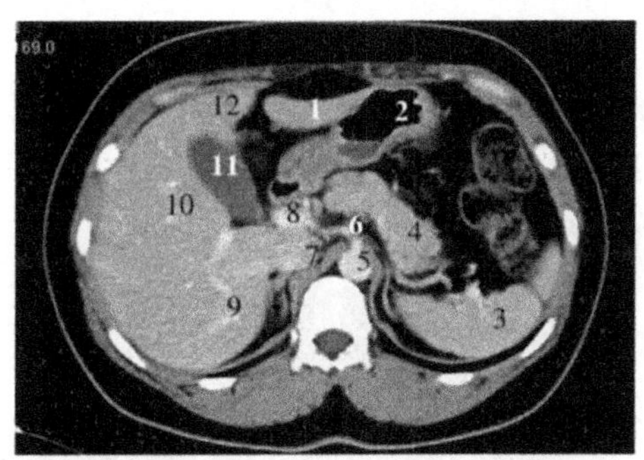

1.肝左外叶；2.胃体；3.脾；4.胰体；5.腹主动脉；6.腹腔干；7.下腔静脉；8.肝门静脉；9.肝右后叶；10.肝右前叶；11.胆囊体；12.肝左内叶

图 1-22　经腹腔干的横断层 CT 强化扫描图像

五、经肠系膜上动脉的横断层

于脊柱前方，肠系膜上动脉在第 1 腰椎及第 1 腰椎椎间盘高度发自腹主动脉，肝门静脉与下腔静脉之间的空隙称门腔间隙，其上界为肝门静脉分叉处，下界为肝门静脉合成处。

此断面胰尾、体、颈出现，胰尾抵达脾门。脾动脉左行于胰腺上缘。肝门静脉右侧可见肝总管与胆囊管，于下一断层内两者合成胆总管。胆总管或肝总管走行于肝门静脉与十二指肠上部之间的空隙。小网膜及胃后壁与胰之间可见网膜囊。右肾出现。肝断面进一步变小,由左外叶、方叶、右前叶和右后叶组成,肝门右切迹有助于区别右前叶和右后叶(图 1-23)。

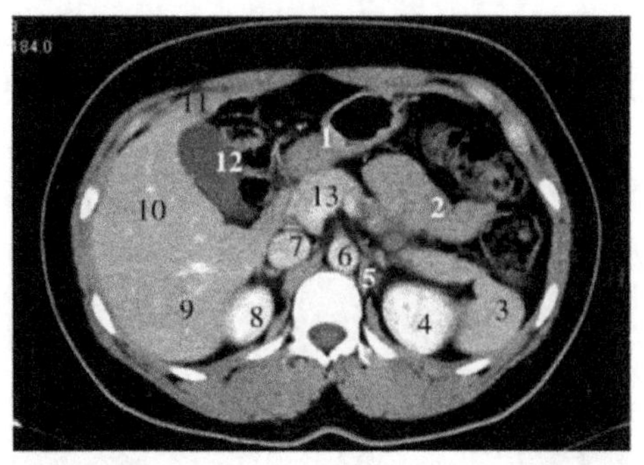

1.幽门;2.胰体;3.脾;4.左肾;5.左膈脚;6.腹主动脉;7.下腔动脉;8.右肾;9.肝右后叶;10.肝右前叶;11.肝左内叶;12.胆囊体;13.脾静脉

图 1-23 经肠系膜上动脉的横断层 CT 强化扫描图像

六、经肝门静脉合成处的横断层

肠系膜上静脉与脾静脉在胰颈后方合成肝门静脉,多在第 1 腰椎水平。胰头的右侧紧邻十二指肠降部,后方有胆总管下行。胰的前面与胃后壁相邻。脾动、静脉行于胰体后缘,胰体跨越左肾的前面移行为胰尾,胰尾紧邻脾门。左肾静脉于肠系膜上动脉与腹主动脉之间右行,三者之间的关系较为恒定。左、右膈脚居腹主动脉两侧(图 1-24)。

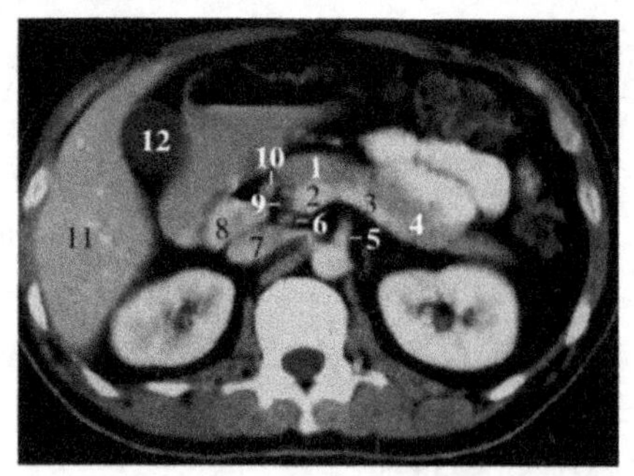

1.胰颈;2.肠系膜上静脉;3.脾静脉;4.胰体;5.肠系膜上动脉;6.胃十二指肠动脉;7.下腔静脉;8.十二指肠;9.胆总管;10.肝固有动脉;11.肝右叶;12.胆囊

图 1-24 经肝门静脉合成处的横断层 CT 强化扫描图像

七、经肾门中份的横断层

右肋膈隐窝消失。左膈脚起于第 1、2 腰椎体的前左侧面,右膈脚起于第 1～3 腰椎体的前右侧面。右肾静脉粗大,汇入下腔静脉,其长度短于左肾静脉,右肾动脉于其后方走向右肾。十二指肠降部内侧可见胰头，胆总管下行于胰头后缘、下腔静脉的前方，故下腔静脉是在断层影像上寻认胆总管的标志。钩突位于肠系膜上静脉与下腔静脉之间。

断面的中份由右向左可见十二指肠降部、胰头及胆总管、肠系膜上动静脉、十二指肠升部和空肠，肠系膜出现，于脊柱的左前方，其根部附着于十二指肠升部的左侧。胆总管居胰头后缘右端和十二指肠降部之间，向下即穿入十二指肠壁内。肠系膜上动、静脉是胰颈、钩突和左肾静脉的识别标志，又有助于辨识肠系膜根的起始段(图 1-25)。

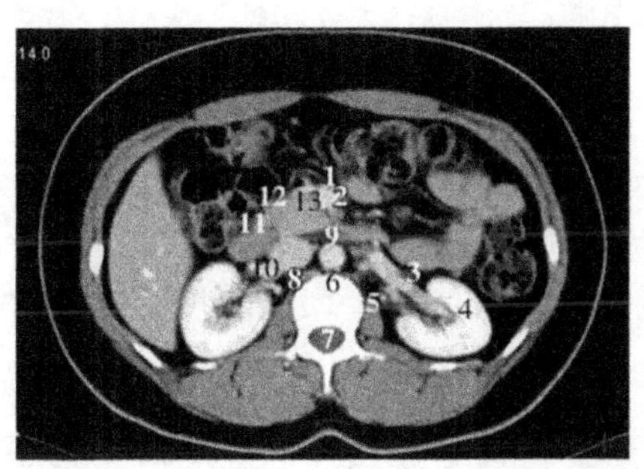

1.肠系膜上静脉；2.肠系膜上动脉；3.左肾静脉；4.左肾；5.腰大肌；6.第 2 腰椎体；7.脊髓；8.右膈脚；9.腹主动脉；10.下腔静脉；11.十二指肠降部；12.胰头；13.胰钩突

图 1-25　经肾门中份的横断层 CT 强化扫描图像

八、经十二指肠水平部的横断层

十二指肠水平部在脊柱的右侧接续十二指肠降部，水平向左走行，横过第 3 腰椎前方至其左侧，移行为十二结肠升部。此部位于肠系膜上动脉与腹主动脉之间，如肠系膜上动脉起点过低，可能引起肠系膜上动脉压迫综合征。十二指肠壁厚＜5 mm。于脊柱左前方，腹主动脉已发出肠系膜下动脉，后者的起始平面多位于第 3 腰椎高度(图 1-26)。

九、经肝门静脉的冠状断层

在胰颈的后方肠系膜上静脉和脾静脉合成肝门静脉。入第一肝门后，肝门静脉左支起始部和右支主干分别走向左前上和右外上。肝门静脉主干的右侧可看到胆囊管和肝总管，肝门静脉主干的左侧可看到肝固有动脉，上述结构均位于肝十二指肠韧带内。肝尾状叶断面增大，其左上和右下均是网膜囊。小网膜左部(肝胃韧带)位于静脉韧带裂内。肝中静脉和肝左静脉各自注入下腔静脉。肝门静脉右前支粗大(图 1-27)。

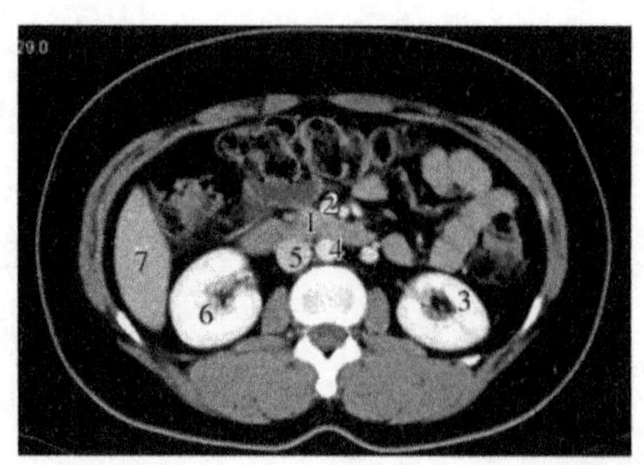

1.十二指肠水平部;2.肠系膜上动、静脉;3.左肾;4.腹主动脉;5.下腔静脉;6.右肾;7.肝右后叶

图 1-26 经十二指肠水平部的横断层 CT 强化扫描图像

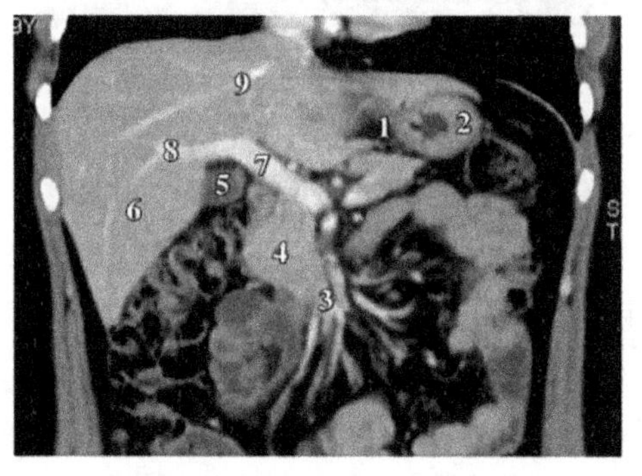

1.网膜囊;2.胃底;3.肠系膜上静脉;4.胰头;5.胆囊;6.肝右前叶;
7.门静脉主干;8.肝门静脉右前支;9.肝中间静脉

图 1-27 经肝门静脉的冠状断层 CT 强化扫描图像

第四节 上肢、下肢

一、肩关节上份横断层

此断面经肩胛冈及锁骨内侧段。断面的外侧份可见肩胛骨的肩胛冈、关节盂及肱骨头的横断面,其中关节盂与肱骨头内侧的关节面构成肩关节。关节的前面、外侧及后面被三角肌和冈下肌包绕。在三角肌前部后方及喙突与肩关节

之间有肱二头肌长头腱和肩胛下肌腱。在锁骨内侧份后方可见锁骨下动、静脉及其后方的臂丛神经(图 1-28)。

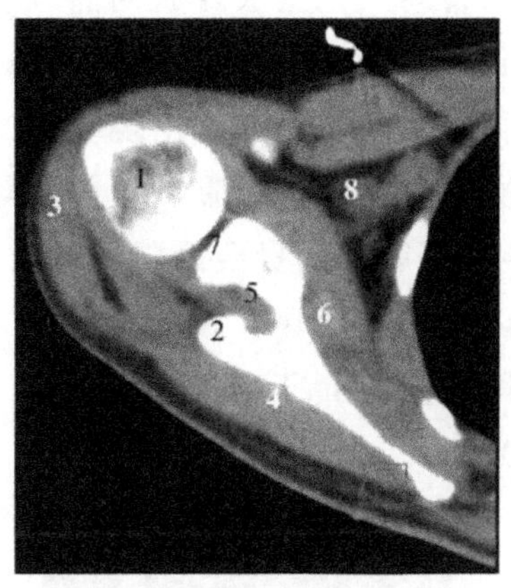

1.肱骨头;2.肩胛骨;3.三角肌;4.冈下肌;5.冈上肌;6.肩胛下肌;7.关节盂;8.臂丛

图 1-28　经肩关节上份横断层 CT 图像

二、肩关节下份横断层面

此断面经肩关节中份。在断面外侧部,三角肌呈“C”形由前侧、外侧、后侧三面包裹肩关节。肩胛下肌和小圆肌分别越过肩关节前方和后方中止于肱骨小结节或大结节。肱二头肌长头腱则行于肱骨大、小结节间的结节间沟内。三角肌前缘与胸大肌交界处为三角肌胸大肌间沟,内有头静脉行走。肩关节与胸外侧壁之间的三角形间隙为腋窝横断面,其前壁为胸大肌和胸小肌;后壁为肩胛下肌;内侧壁为前锯肌及胸壁。腋窝内可见由锁骨下动、静脉延续而来的腋动、静脉,臂丛神经及腋淋巴结(图 1-29)。

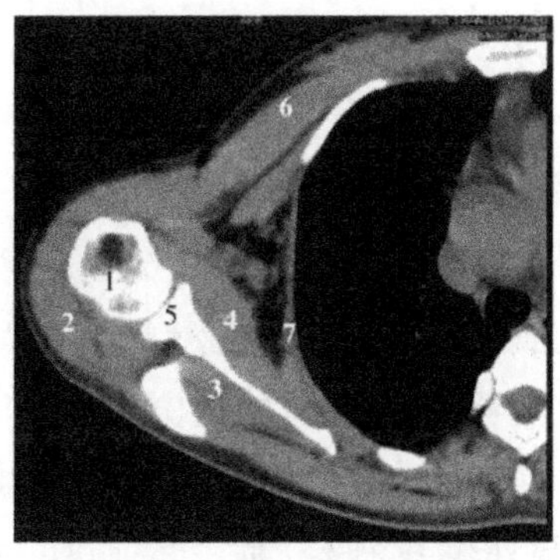

1.肱骨头;2.三角肌;3.冈下肌;4.肩胛下肌;5.肩胛盂;6.胸大肌;7.前锯肌

图 1-29　经肩关节下份横断层 CT 图像

三、臂中份横断层解剖

此断面三角肌消失，肱骨周围完全被臂肌的前（屈肌）群和后（伸肌）群占据，且两者间有典型的从深筋膜延伸至肱骨骨膜侧面的臂内、外侧肌间隔分隔。臂肌前群的喙肱肌于该平面消失，而肱肌首次出现。肱二头肌长、短头汇合。肱三头肌三个头在该平面已融合成一完整肌腹。正中神经、肱静脉、前臂内侧皮神经、肱动脉、尺神经等及穿入深筋膜的贵要静脉和发自肱动脉的尺侧上副动脉仍位于肱骨的内侧，行于臂内侧肌间隔中。桡神经及肱深血管已沿肱骨背面的桡神经沟移行至此断面肱骨的外侧，行于臂外侧肌间隔中。肌皮神经已进入肱肌与肱二头肌之间（图 1-30）。

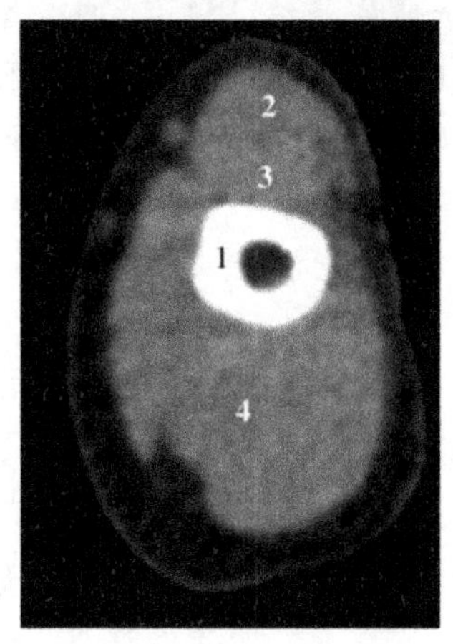

1.肱骨；2.肱二头肌；3.肱肌；4.肱三头肌

图 1-30　经臂中份横断层 CT 图像

四、肘部肱尺关节横断层

此断面经肘关节上份，肱骨内、外上髁平面。肱骨切面后缘中部的凹陷为鹰嘴窝，恰对其后方的尺骨鹰嘴。两者形成肱尺关节的一部分，被肘关节囊共同包绕。关节囊两侧有尺侧副韧带和桡侧副韧带，分别附着于肱骨内、外上髁。尺骨鹰嘴的后面附有肱三头肌肌腱，其后面的扁囊状腔隙为鹰嘴皮下囊，为肘关节囊滑膜层向后膨出所形成的滑膜囊。肱骨的前方为肘窝，其内侧界为旋前圆肌，外侧界为肱桡肌，底为肱肌。通过肘窝的重要结构由桡侧向尺侧依次为桡神经及其伴行的桡侧返血管、前臂外侧皮神经、肱二头肌肌腱、肱动脉、肱静脉、正中神经。尺神经在此平面行于肱骨内上髁后方的尺神经沟内（图 1-31）。

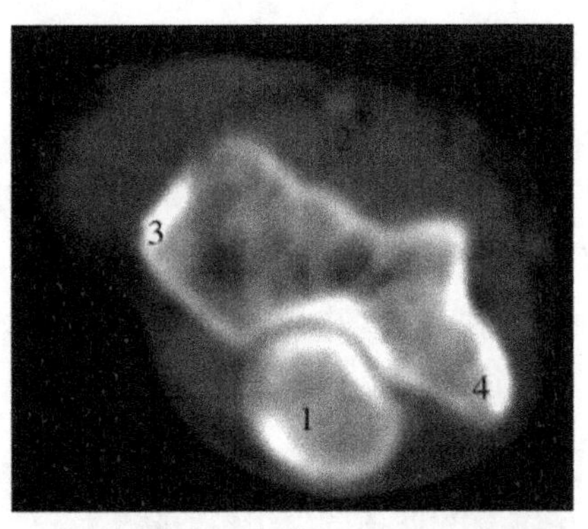

1.尺骨鹰嘴;2.肱肌;3.肱骨外上髁;4.肱骨内上髁

图 1-31　经肘部肱尺关节横断层 CT 图像

五、前臂中份横断层解剖

桡骨和尺骨的横断面均呈三角形,两骨的骨间嵴之间有前臂骨间膜附着。前臂肌前群位于桡、尺骨及骨间膜的前方,以浅、中、深 3 层分布。从桡侧至尺侧,浅层依次为肱桡肌、桡侧腕屈肌、掌长肌和尺侧腕屈肌;中层为旋前圆肌和指浅屈肌;深层为拇长屈肌和指深屈肌。前臂肌后群位于桡、尺骨及骨间膜的后方,分浅、深两层排列。浅层从桡侧至尺侧为桡侧腕长、短伸肌、指伸肌、小指伸肌和尺侧腕伸肌;深层从桡侧至尺侧为旋后肌、拇长展肌和拇长伸肌。分布至前臂肌前群的神经与血管伴行,形成 4 个血管神经束穿行于肌与肌之间的深筋膜中:桡侧血管神经束、正中血管神经束、尺侧血管神经束和骨间前血管神经束(图 1-32)。

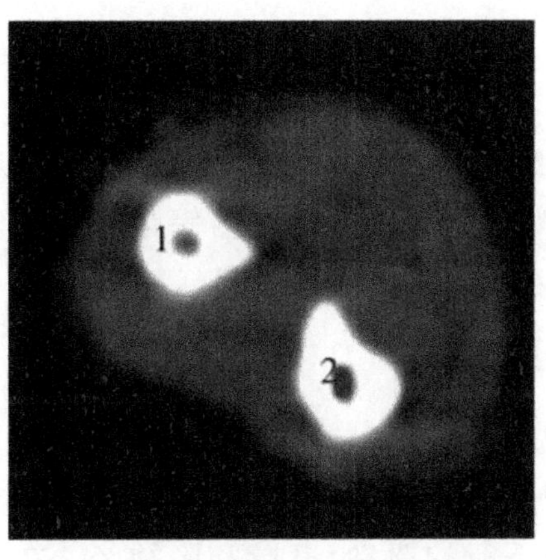

图 1-32　经前臂中份横断层 CT 图像

六、髋部横断层解剖

断层中心以髋关节为主。髋臼前、后端可见髋臼唇，其中部为髋臼切迹及连于其前、后缘的髋臼横韧带。股骨头、股骨颈及大转子切面由前内向外后延伸。关节囊的前壁外侧有髂股韧带，内侧有耻股韧带；后壁可见坐股韧带。髋关节前方为髂腰肌和耻骨肌，其前面为股三角，内有股神经、肱动脉、肱静脉和腹股沟深淋巴结(图 1-33)。

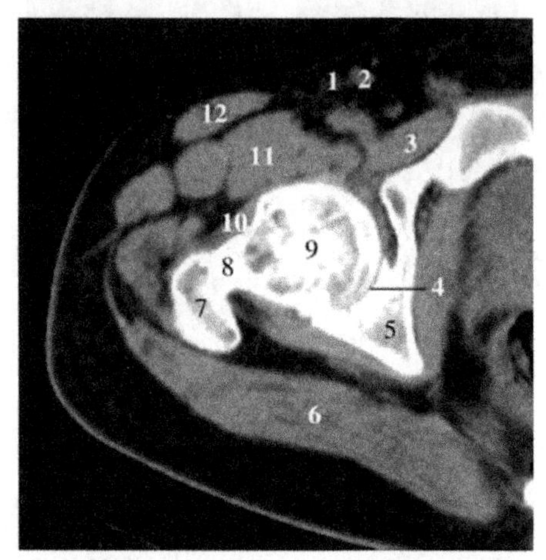

1.股动脉；2.股静脉；3.耻骨肌；4.髋臼唇；5.坐骨体；6.臀大肌；7.股骨大转子；8.股骨颈；9.股骨头；10.关节囊及髂骨韧带；11.髂腰肌；12.缝匠肌

图 1-33　经髋部的横断层 CT 图像

七、髋部冠状断层解剖

此断层经股骨头后缘，髋关节居断层的中心，其髋臼由上部的髂骨体和内下部的耻骨体构成。髋臼的上、下缘有髋臼唇附着，股骨头向内上突入髋臼。该断面上关节囊的位置、厚度及附着明显，有助于影像学诊断囊内、外病变。关节的外上方为臀肌，外下方为股外侧肌。髋臼内侧为骨盆侧壁。耻骨体的内下方为耻骨下支，两者之间为闭孔，其内、外侧分别可见闭孔内、外肌(图 1-34)。

八、股部中份横断层解剖

此断层经腹股沟中点至髌骨上缘中点连线的中点。股骨居中央，其断面近似圆形。后面稍突起为粗线，由此向后、内、外，深筋膜形成 3 条肌间隔。内侧肌间隔中可见在收肌管内下行的股动、静脉和隐神经。在前骨筋膜鞘内有大腿前群肌；后骨筋膜鞘内有大腿后群肌，其深面可见坐骨神经和股深血管的穿支，此处坐骨神经近似扁圆形。内侧骨筋膜鞘内有大腿内侧群肌。股内侧的浅筋膜内有大隐静脉(图 1-35)。

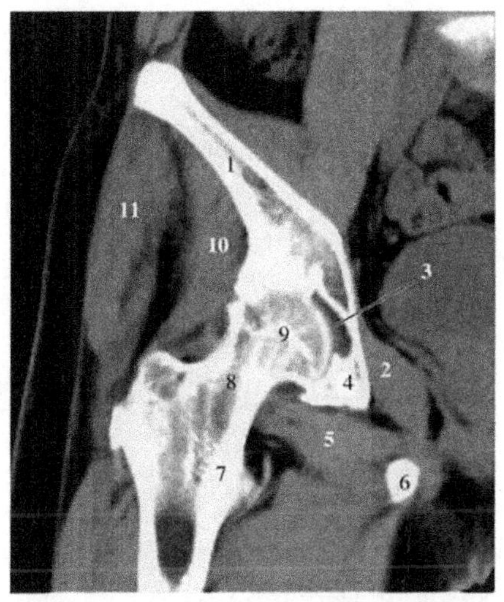

1.髂骨体;2.闭孔内肌;3.股骨头韧带;4.耻骨体;5.闭孔外肌;6.耻骨;
7.小转子;8.股骨颈;9.股骨头;10.臀小肌;11.臀中肌

图 1-34　经股骨头后部的冠状断层 CT 图像

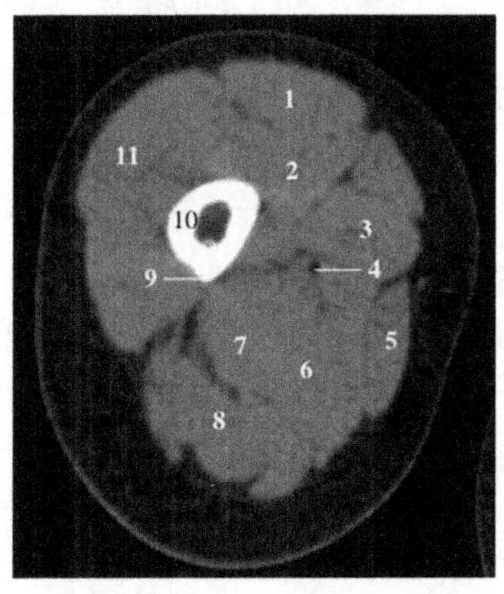

1.股直肌;2.股中间肌;3.长收肌;4.股动脉;5.骨薄肌;6.大收肌;
7.半膜肌;8.半腱肌;9.股骨粗线;10.股骨;11.股外侧肌

图 1-35　经股部中份的横断层 CT 图像

九、经膝部髌骨中点横断层解剖

此断层以骨质结构为主。股骨内、外侧髁占据了断面中央的大部,其后面的凹陷为髁间窝后部；其前方为髌骨，两者之间可见狭窄的膝关节腔，翼状襞突入其内侧部。大腿前群肌已变为肌腱附于髌骨前面。后群肌亦变小。腓肠肌内、外侧头出现(内大外小)，二头之间由浅入深可见胫神经、腘静脉和腘动脉，腓总神经位于后外方，即腓肠肌外侧头和股二头肌内侧缘后部之间(图 1-36)。

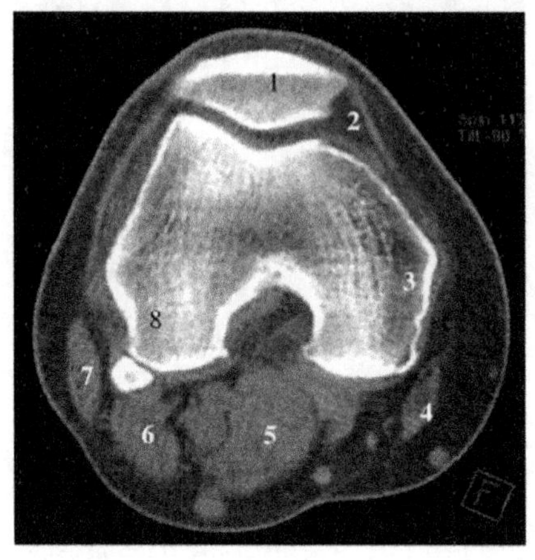

1.髌骨；2.翼状襞；3.股骨内侧髁；4.缝匠肌；5.腓肠肌内侧头；6.腓肠肌外侧头；7.股二头肌；8.股骨外侧髁

图 1-36　经膝部髌骨中点的横断层 CT 图像

十、经膝部中份矢状断层解剖

此断层为膝关节的典型断面，可见各主要结构。膝关节由股骨、胫骨及髌骨构成，占据断面的前部。髌骨位于股骨下端前方。胫骨上端前面有胫骨粗隆。胫骨髁间隆起明显，其前部附着有前交叉韧带起始部，该韧带向后上方延续抵股骨外侧髁的内侧面；后部有后交叉韧带起始部附着。诊断膝交叉韧带病变，常用MRI 矢状图像。髌骨下缘至胫骨粗隆间为髌韧带，髌骨与胫骨之间可见髌下脂肪垫和翼状襞。髌上囊位于髌骨与股四头肌之间，并向上延伸。关节后方为腘窝，内有胫神经、腘静脉、腘动脉(图 1-37)。

十一、经胫骨体中部横断层

此断层经胫骨体中部。前骨筋膜鞘中，趾长伸肌出现，胫前动、静脉及腓深神经在胫骨前肌深面，紧贴小腿骨间膜。后骨筋膜鞘中，主要由小腿三头肌占据，胫后动、静脉及胫神经位于该肌深面；而腓动、静脉居腓骨的内侧。外侧骨筋膜鞘内，腓骨长肌、腓骨短肌呈浅、深分布，腓浅神经已接近小腿前外侧表面(图 1-38)。

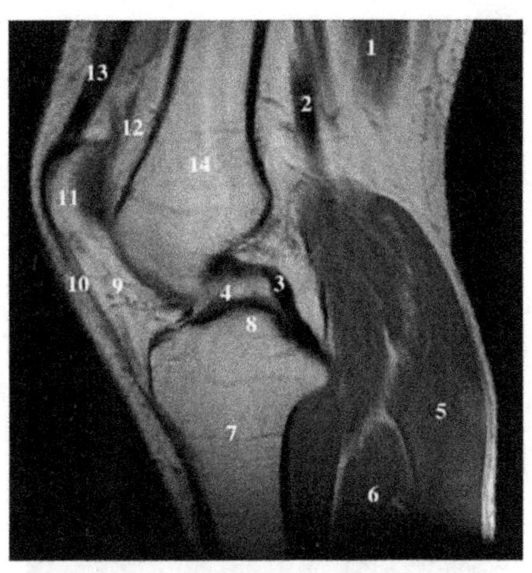

1.股后群肌；2.腘动脉；3.后交叉韧带；4.前交叉韧带；5.腓肠肌；6.比目鱼肌；7.胫骨；8.髁间隆起；9.髌下脂肪垫及翼状襞；10.韧带；11.髌骨；12.髌上囊；13.股四头肌腱；14.股骨

图 1-37　经膝关节中份的矢状 T_1WI 断层

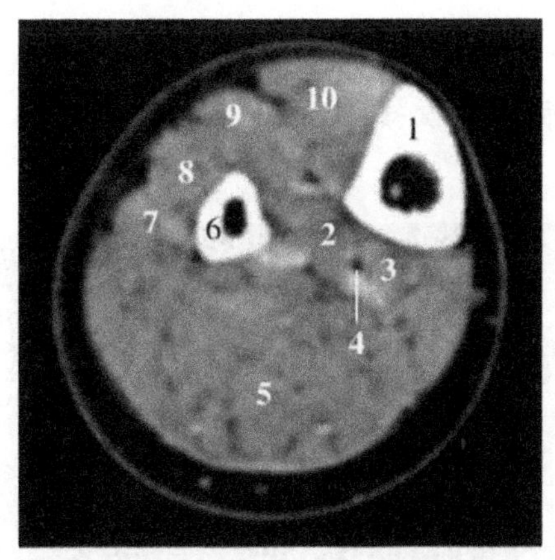

1.胫骨；2.胫骨后肌；3.趾长屈肌；4.胫后血管；5.比目鱼肌；6.腓骨；7.腓骨短肌；8.腓骨长肌；9.趾长伸肌；10.胫骨前肌

图 1-38　经胫骨体中部的横断层 CT 图像

十二、踝关节的横断层解剖

此断层经内踝尖上方 1 cm，主要显示踝关节的构成及其周围韧带。距骨位居中央，与内、外踝关节面一起构成踝关节。关节的前内侧有内侧韧带加强，外侧被距腓前、后韧带加强。距骨的前面有小腿前群肌腱、足背动脉、足背静脉及腓深神经。踝管居踝关节的后内侧，从前至后依次有胫骨后肌腱、趾长屈肌腱、胫后血管、胫神经脉、足脊(图 1-39)。

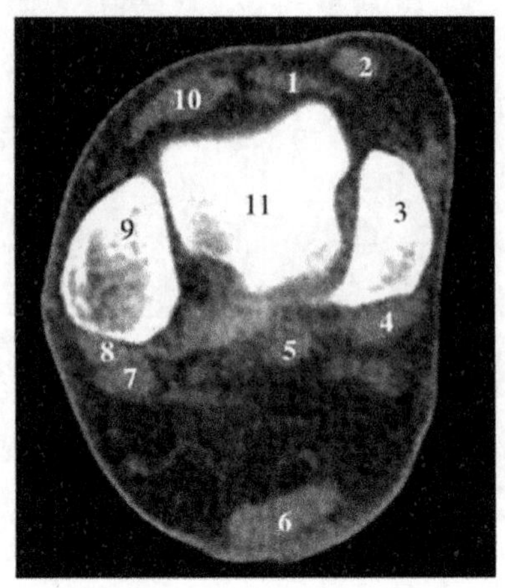

1.趾长伸肌腱;2.胫骨前肌腱;3.内踝;4.胫骨后肌腱;5.趾长屈肌腱;6.跟腱;7.腓骨短肌腱;8.腓骨长肌腱;9.外踝;10.趾长伸肌;11.距骨

图 1-39 经踝关节的横断层 CT 图像

十三、跖骨中部横断层

由内向外第 1～5 跖骨依次排列,骨间为骨间背侧肌,背面为肌腱,足底部见趾收肌(图 1-40)。

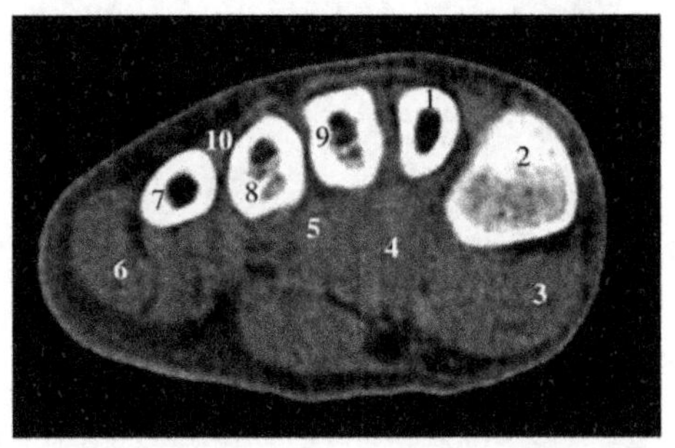

1.第 2 跖骨;2.第 1 跖骨;3.趾短屈肌;4.趾收肌;5.骨间足底肌;6.小趾短屈肌腱;7.第 5 跖骨;8.第 4 跖骨;9.第 3 跖骨;10.骨间背侧肌

图 1-40 经跖骨中部横断层 CT 图像

第二章

X线成像基础

第一节 X线成像的基本原理

一、X线影像信息的传递

(一)摄影的基本概念

1.摄影

将光或其他能量携带的被照体的信息状态二维形式加以记录,并表现为可见光学影像的技术。

2.影像

反映被照体信息的不同灰度(或光学密度)及色彩的二维分布形式。

3.信息信号

由载体表现出来的单位信息量。

4.成像过程

光或能量→信号→检测→图像形成。

5.成像系统

将载体表现出来的信息信号加以配制,就形成了表现信息的影像,此配制称为成像系统。即从成像能源到图像形成的设备配置。

(二)X线影像信息的形成与传递

1.X线影像信息的形成

由X线管焦点辐射出的X线穿过被照体时,受到被检体各组织的吸收和散射而衰减,使透过后X线强度的分布呈现差异;到达屏-片系统(或影像增强管的输入屏),转换成可见光强度的分布差异,并传递给胶片,形成银颗粒的空间分布，再经显影处理成为二维光学密度分布，形成光密度X线照片影像。

2.X线影像信息的传递

如果把被照体作为信息源、X线作为信息载体，那么，X线诊断的过程就是一个信息传递与转换的过程。下面以增感屏-胶片体系作为接受介质，说明这一过程的五个阶段。

第一阶段：X线对三维空间的被照体进行照射，形成载有被照体信息成分的强度不均匀分布。此阶段信息形成的质与量，取决于被照体因素（原子序数、密度、厚度）和射线因素（线质、线量、散射线）等。

第二阶段：将不均匀的X线强度分布，通过增感屏转换为二维的荧光强度分布，再传递给胶片形成银颗粒的分布（潜影形成）；经显影加工处理成为二维光学密度的分布。此阶段的信息传递转换功能取决于荧光体特性、胶片特性及显影加工条件。此阶段是把不可见的X线信息影像转换成可见密度影像的中心环节。

第三阶段：借助观片灯，将密度分布转换成可见光的空间分布，然后投影到人的视网膜。此阶段信息的质量取决于观片灯的亮度、色温、视读观察环境及人的视力。

第四阶段：通过视网膜上明暗相间的图案，形成视觉的影像。

第五阶段：最后通过识别、判断作出评价或诊断。此阶段的信息传递取决于医师的资历、知识、经验、记忆和鉴别能力。

二、X线照片影像的形成

X线透过被照体时，由于被照体对X线的吸收、散射而减弱。含有人体密度信息的射线作用于屏-片系统，经加工处理后形成了密度不等的X线照片。

X线照片影像的五大要素：密度、对比度、锐利度、颗粒度及失真度，前四项为构成照片影像的物理因素，最后一项为构成照片影像的几何因素。

（一）光学密度

1.透光率

透光率指照片上某处的透光程度。在数值上等于透过光线强度与入射光线强度之比，用T表示：T＝透过光线强度/入射光线强度＝I/I_0。

T值的定义域为(0,1)，透光率表示的是照片透过光线占入射光线的百分数，T值大小与照片黑化的程度呈相反关系。

2.阻光率

阻光率指照片阻挡光线能力的大小。在数值上等于透光率的倒数，用O表

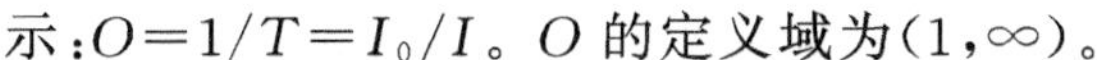

示：$O=1/T=I_0/I$。O 的定义域为(1，∞)。

3.光学密度

照片阻光率的对数值称为照片的光学密度值，用 D 表示：$D=\lg O=\lg(I_0/I)$。光学密度也称黑化度。密度值是一个对数值，无量纲。

(二)影响 X 线照片密度值的因素

1.照射量

在正确曝光下，照射量与密度成正比，但在曝光过度或不足时，相对应的密度变化小于照射量变化。这说明影像密度的大小不仅取决于照射量因素，还取决于 X 线胶片对其照射量的反应特性。

2.管电压

管电压增加使 X 线硬度增强，使 X 线穿透物体到达胶片的量增多，即照片的密度值增加。由于作用于 X 线胶片的感光效应与管电压的 n 次方成正比，所以当胶片对其响应处于线性关系时，密度的变化则与管电压的 n 次方成正比。管电压的变化为 40～150 kV 时，n 的变化从4 降到 2。

3.摄影距离

X 线强度的扩散遵循平方反比定律，所以作用在 X 线胶片上的感光效应与摄影距离的平方成反比。

4.增感屏

胶片系统在 X 线摄影时，增感屏与胶片组合使用，其相对感度提高，影像密度增大。

5.被照体厚度、密度

照片密度随被照体厚度、密度的增高而降低。肺脏不能单以厚度来决定其吸收程度，吸气程度不同，对照片密度的影响也不同。肺的吸气位与呼气位摄影要获得同一密度的影像，X 线量差 30%～40%。

6.照片冲洗因素

X 线照片影像密度的变化，除上述因素之外，与照片的显影加工条件有密切关系，如显影液特性、显影温度、显影时间、自动洗片机的显影液、定影液的补充量等。

(三)照片影像的适当密度

符合诊断要求的照片密度应适当，一般为 0.20～2.00。

三、X线对比度

(一)概念

1.X线对比度的定义

X线照射物体时,如果透过物体两部分的X线强度不同,就产生了X线对比度K_X,也称射线对比度。

$$K_X=\frac{I}{I'}=\frac{I_0 e^{-\mu d}}{I_0 e^{-\mu' d'}}=e^{\mu' d'-\mu d}$$

式中:I_0为入射线量,I、I'为不同部位的透过X线强度,μ、μ'为物体不同部位的吸收系数,d、d'为物体不同部位的厚度。

2.X线对比度按指数规律变化

从表达式看,K_X只与$d'(\mu'-\mu)$有关系,但实际上围在$\mu' d'$周围的μd滤过板的作用,使X线质变硬;另外,μd产生散射线,使对比度受到损失。

3.影响X线对比度的因素

影响X线对比度的因素有X线吸收系数μ、物体厚度d、人体组织的原子序数Z、人体组织的密度ρ、X线波长λ。

4.人体对X线的吸收

人体对X线的吸收按照骨、肌肉、脂肪、空气的顺序而变小,所以在这些组织之间产生X线对比度。而在消化道、泌尿系统、生殖系统、血管等器官内不产生X线对比度,无法摄出X线影像,但可以在这些器官内注入原子序数不同或者密度不同的物质(对比剂),即可形成X线对比度。

(二)X线对比度指数

在$K_X=e^{d'(\mu'-\mu)}$表达式中的指数$(\mu'-\mu)$,即吸收系数之差是形成X线对比度的原因,把$(\mu'-\mu)$称为对比度指数。

对比度指数特点:管电压上升,对比度指数下降,软组织之间的对比度指数亦变小。软组织的对比度指数在管电压为40 kV时仅是0.07,30 kV时上升到0.14。若管电压下降,指数上升很快。肺组织的对比度指数在管电压上升时下降很快,但在60~80 kV时,对比度指数几乎不变化。

(三)X线对比度观察法

1.透视法

通过荧光板,将波长为$(0.1\times10^{-8})\sim(0.6\times10^{-8})$cm的X线转换成波长为

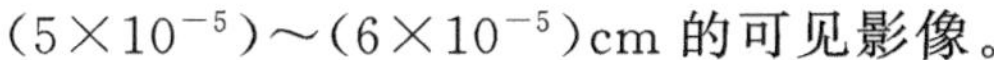

$(5\times10^{-5})\sim(6\times10^{-5})$cm 的可见影像。

2.摄影法

胶片接受 X 线照射形成潜影，通过显影处理而成为可见影像的方法。但胶片感光膜对 X 线的吸收很少，99%的 X 线穿过胶片，因而需将 X 线通过荧光物质制成的增感屏转变为荧光，使胶片感光（医用 X 线摄影几乎都用这个方法）。

四、X 线照片的光学对比度

（一）概念

1.定义

X 线照片上相邻组织影像的密度差称为光学对比度。照片对比度依存于被照体不同组织吸收所产生的 X 线对比度及胶片对 X 线对比度的放大结果。

X 线胶片由双面药膜构成，所以观察到的对比度是一面药膜对比度的 2 倍。

2.照片上光学对比度（K）与 X 线对比度（K_X）的关系

光学对比度是依存于被照体产生 X 线对比度 K_X 的。利用胶片特性曲线可以得出：$K=D_2-D_1=\gamma\lg I_2/I_1=\gamma\lg K_X=\gamma(\mu_1d_1-\mu_2d_2)\lg e$，式中，$\gamma$ 表示 X 线胶片特性曲线的斜率，μ_1、μ_2、d_1、d_2 分别表示被照体两部分的线性吸收系数和厚度。

（二）影响照片对比度的因素

主要为胶片 γ 值、X 线质和线量及被照体本身的因素。

1.胶片因素

胶片的反差系数（γ 值）直接影响照片对比度，因 γ 值决定着对 X 线对比度的放大能力，故称其为胶片对比度。应用 γ 值不同的胶片摄影时，所得的照片影像对比度是不同的，用 γ 值大的胶片比用 γ 值小的胶片获得的照片对比度大。

此外，使用屏-片系统摄影与无屏摄影相比，增感屏可提高照片对比度。同样，冲洗胶片的技术条件也直接影响照片对比度。

2.射线因素

（1）X 线质的影响：照片对比度的形成，实质上是被照体对 X 线的吸收差异，而物质的吸收能力与波长（受管电压影响）的立方成正比。在高千伏摄影时，骨、肌肉、脂肪等组织间 X 线的吸收差异减小，所获得的照片对比度降低；在低千伏摄影时，不同组织间 X 线的吸收差异大，所获得的照片对比度高。

（2）X 线量（mAs）的影响：一般认为 mAs 对 X 线照片的对比度没有直接影响，但随着线量的增加，照片密度变大时，照片上低密度部分影像的对比度有明显好转。反之，密度过大，把线量适当减小，也可使对比度增高。

(3)灰雾对照片对比度的影响：由 X 线管放射出的原发射线，照射到人体及其他物体时，会产生许多方向不同的散射线，在照片上增加了无意义的密度，使照片的整体发生灰雾，造成对比度下降。

灰雾产生的原因：胶片本底灰雾；焦点外 X 线和被检体产生的散射线；显影处理。

3.被照体本身的因素

(1)原子序数：在诊断放射学中，被照体对 X 线的吸收主要是光电吸收。特别是使用低千伏时，光电吸收随物质原子序数的增加而增加。人体骨骼由含高原子序数的钙、磷等元素组成，所以骨骼比肌肉、脂肪能吸收更多的 X 线，它们之间也就能有更高的对比度。

(2)密度：组织密度越大，X 线吸收越多。人体除骨骼外，其他组织密度大致相同。肺就其构成组织的密度来讲，与其他脏器相似，但活体肺是个充气组织，空气对 X 线几乎没有吸收，因此肺具有很好的对比度。

(3)厚度：在被照体密度、原子序数相同时，照片对比度为厚度所支配，如胸部的前、后肋骨阴影与肺部组织形成的对比度不一样，原因是后肋骨厚于前肋骨。另外，当组织出现气腔时，相当于厚度变薄。

第二节　X 线成像的检查方法

X 线成像的检查方法可分为普通检查、特殊检查和造影检查 3 类。普通检查包括透视和X 线摄影，是 X 线检查中最早应用和最基本的方法。后来，在普通检查方法的基础上又创造了多种特殊摄影和各种造影检查方法，特别是近年来更为突出，从而为人体各部位的结构和器官显影开辟了新的途径。

一、普通检查

(一)荧光透视

荧光透视(简称透视)是一种简便而常用的检查方法。透视时，需将检查的部位置于 X 线管和荧光屏之间。除观察形态外，还可观察器官的活动，如呼吸运动，心脏和大血管的搏动，胃肠道的蠕动和排空等。

一般透视在荧光屏上所显示阴影的亮度不够强,较轻微和细致的结构或改变不易显示,较厚和较密实的部位则因基本不易透过而显影不清,所以透视最适用于胸部以观察肺、心脏和大血管。对于骨骼系统,一般用于观察四肢骨骼的明显病变,如骨折、脱位等;对颅骨、脊柱、骨盆等均不适用。对于腹部病变,除观察膈下积气和胃肠道梗阻,积气、积液及致密的异物外,一般不做透视,但在进行胃肠钡餐检查和钡剂灌肠时就必须用透视。

透视的优点在于比较经济方便,而且当时即可得出初步结果,还可以直接观察器官的运动功能。其主要缺点为不能显示轻微改变和观察较厚的部位,而且不能留有永久的记录以供随时观察或复查时比较。

一般透视工作在暗室中进行,故在工作开始前应充分做好眼的暗适应,否则轻微改变便会被遗漏。暗适应需要 11 分钟左右。使用影像增强装置,荧光屏亮度大大提高,透视可不在暗室中进行。

在检查前,应简单告诉被检查者透视的步骤和目的,并尽量脱去有扣子或较厚的衣服,除去一切外物(如饰物、膏药、敷料等),以免产生混淆的阴影而导致误诊。

(二)摄影

摄影也是一种常用的主要检查方法。摄影时,需将受检部分置于 X 线管与胶片之间,并贴近胶片,固定不动。胸部和腹部摄片时需停止呼吸,否则会导致影像模糊。摄片时,也须将外物(如饰物和敷料等)除去,以免产生混淆的阴影。

摄影可用于人体任何部位。常用的投照位置为正位,其次为侧位;在不少部位,如四肢和脊柱等,需要同时摄正、侧位,其他的投照位置包括斜位、切线位和轴位等。摄影的优点在于能使人体厚、薄的各部结构较清晰地显示于 X 线片上,并可作为永久记录,以便随时研究或在复查时对照、比较,以观察病情的演变。缺点是检查的区域受限于胶片大小,不能观察运动功能而且费用较大。

在实际工作中,透视和摄影是相互辅助而应用的,一方的优点即是另一方的缺点。因此,常常两者并用,取长补短,以使诊断更为全面正确。

二、特殊摄影检查

(一)体层摄影

普通 X 线照片是 X 线投照路径上所有影像重叠在一起的总和投影。感兴趣层面上的影像因与其前、后影像重叠,而不能清晰显示。体层摄影则可通过特殊的装置和操作获得某一选定层面上组织结构的影像,而不属于该选定层面的结构则在投影过程中被模糊掉。体层摄影常用于明确平片难以显示，重叠较多和处于较深部位的病变，多用于了解病变内部结构有无破坏、空洞或钙化，边缘是否锐利，以及病变的确切部位和范围，显示气管、支气管腔有无狭窄、堵塞或扩张；配合造影检查以观察选定层面的结构与病变。

(二)荧光缩影

荧光缩影是将被检查部位的阴影显示于荧光屏上，再以照相机将屏上的影像摄成缩小的照片。在荧光屏上产生明亮的影像需要毫安较大的X线机(100～500 mA)。缩影片大小可为35 mm、70 mm和100 mm。在35 mm和70 mm的小片上，不易看到细节，须用适当的放大设备来观察。在缩影片上发现问题，还需摄大片详细研究。荧光缩影最常用于大量的肺部集体检查，这种方法可以代替常规透视检查，包括医院和诊疗机构中的胸部透视。它不仅比透视的效率高，使被检查者和工作人员所受的射线量大为减少，并且还可留作记录。

(三)放大摄影

放大摄影是根据投影学原理，将检查部位和X线片之间的距离增加，使投照的影像扩大，但较模糊、失真。应用小的X线管焦点(0.3 mm)，可以减少X线束的扩散作用，使扩大的阴影比较清晰。摄片时，X线管同胶片的距离为100～150 cm，检查部位同胶片间距依所需要的放大率而定。放大率可以列公式计算：

放大率＝靶片距/靶物距

这种放大摄影可用于显示细致结构，从而观察有无早期和细微的改变。

(四)记波摄影

常规X线摄片只能记录器官某一瞬间的状态，而不能显示其活动情况。记波摄影的目的是使器官的活动如心脏大血管的搏动、膈的升降、胃的蠕动等在片上成为波形而加以观察。

记波摄影的特殊装置是一个由许多横行宽铅条所组成的格栅，每个铅条宽12 mm，中间隔有0.4 mm的裂隙(木条)。将此格栅置于身体和胶片之间，摄片时胶片在格栅后等速均匀向下移动11 mm，这时格栅前的器官活动，如心脏大血管的搏动，在每裂隙间都呈现为锯齿状波记录在X线片上。这种方法称为阶段性记波摄影，常用于心脏大血管的检查。对胃肠蠕动、膈运动也可应用。

另一种记波方式是胶片固定而格栅移动，称为连续性记波摄影。它所记录的波形为不同时期、不同点综合而成。因此，不能用以观察同一点在不同时期的改变。

(五)高千伏摄影

高千伏摄影是用高于 120 kV 的管电压进行摄影,常为 120～150 kV。需用高电压小焦点X线管、特殊的滤线器和计时装置。由于X线穿透力强,能穿过被照射的所有组织,可在致密影像中显示出隐蔽的病变。

(六)软 X 线摄影

软X线摄影是用钼靶、铜靶或铬靶X线管,用低的管电压以产生软X线进行摄影。由于波长长,软组织的影像分辨率高,软X线摄影多用于女性乳腺摄影,显影效果好。

(七)硒静电 X 线摄影

硒静电X线摄影(干板摄影)是利用半导体硒的光电导特性进行摄影;用充电的特制硒板代替胶片,然后进行摄影;用特制的显影粉显影,再转印在纸上,加温固定,即于纸上出现与X线片上影像相似的影像。在观察软组织方面具有优势,如乳腺。由于操作复杂、不稳定、受辐射线量大且效果不如胶片,而未被推广使用。

(八)立体 X 线摄影

立体X线摄影是应用两眼同时视物而产生立体感的原理来摄一对照片,再通过立体镜进行观察。应用较少。

三、造影检查

普通X线检查是依靠人体自身的天然对比,而造影检查则是将对比剂引入器官内或其周围,人为地使之产生密度差而显影的方法。造影检查显著地扩大了X线检查的范围。

对比剂可分两类:①易被X线透过的气体,常称为阴性对比剂;②不易被X线透过的钡剂和碘剂,常称为阳性对比剂。对比剂引入人体的途径与方法有直接引入和生理积聚两种。

(一)直接引入

除胃肠钡餐造影可以口服外,大多需要借助工具,如导管、穿刺针等,将对比剂引入管道或空腔脏器中。例如,经气管内导管将碘剂注入支气管内,以行支气管造影;经尿道内导尿管将碘水剂注入膀胱中以行膀胱造影;经肛管将钡剂注入结肠中,以行钡剂灌肠;经心室内导管注入碘水剂以行心血管造影;穿刺血管或向血管内插入导管注入碘水剂以行血管造影;穿刺脑室,注入对比剂以行脑室造影;行腰椎穿刺,向脊柱蛛网膜下腔中注入对比剂以行脊髓造影等。

(二)生理积聚

生理积聚是对比剂在体内的生理吸收与排泄,也就是将碘剂通过口腔或经血管注入体内后,使其选择性地从一个器官排泄,暂时存于其实质或其通道内而显影。经静脉肾实质或肾盂造影、口服胆囊造影和静脉胆管造影是常用的利用生理积聚的造影方法。

四、X线检查方法的选择和综合应用

X线检查方法较多,如何选择和综合应用以达到诊断目的十分重要。检查方法选择的原则应以临床要求和检查部位为依据,一般是先简单、后复杂,但也有灵活性,根据具体情况综合应用。透视是最简单的方法,如胸部检查可首先采用。又如肠梗阻,往往需要透视与摄片结合采用。在厚度大的部位,如颅骨、脊椎等,应该摄片。特殊摄影应在其他检查方法的基础上进行进一步研究时应用,如胸部体层摄影。

某些疾病仅做普通检查(透视或摄片)即可作出诊断,如长骨骨折;另一些疾病则需采用特殊检查或造影检查才能达到诊断目的,如检查胆囊需做胆囊造影。有时需采用特殊检查与造影检查相结合,如胆囊造影时,还应做体层摄影。在选择检查方法和综合应用时,必须从实际出发,既要解决诊断问题,又要减少患者负担,诊断一经确定,就无须再做多种检查。

第三章

CT成像基础

第一节　CT 成像的基本原理

一、CT 成像基本原理

CT 是根据人体对 X 线吸收率不同，使用计算机重建方法得到人体二维横断面图像的影像设备。CT 是计算机和 X 线相结合的一项影像诊断技术，主要特点是密度分辨率高，能准确测量各组织的 X 线吸收衰减值，通过计算进行定量分析。

CT 成像的基本过程为 X 线→人体→采集数据→重建图像→显示图像。CT 球管产生的X 线经准直器校准后，穿过具有密度差异的被检体组织，部分能量被吸收，衰减后带有组织的信息由探测器接收，通过数据采集系统进行模数转换，数据转换后由计算机重建成横断面图像，最后由显示器显示图像(图 3-1)。

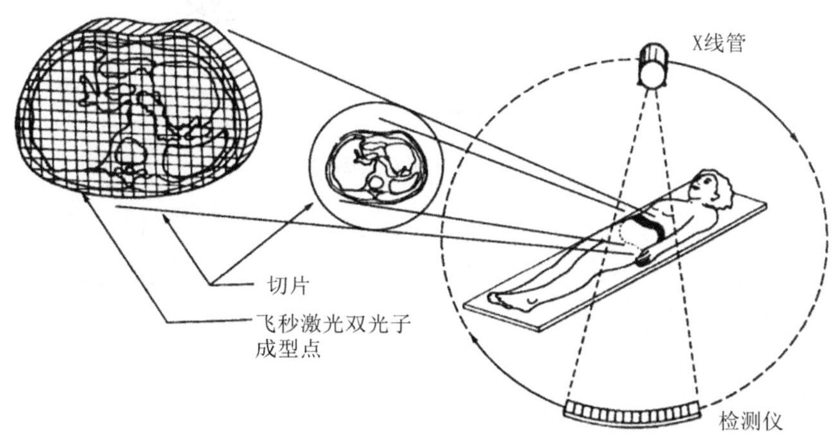

图 3-1　CT 成像原理

因此，CT 成像是以 X 线为能源，以 X 线的吸收衰减特性为成像依据，以数据重建为成像方式，以组织的密度差为 CT 成像的基础，以数据采集和图像重建为重要环节的 X 线成像技术。

(一)数据采集

单层 CT 图像数据采集的基本原理如图 3-2 所示，CT 球管与探测器成对称排列，每排探测器由500～1 000 个探测器单元组成。当 X 线以扇形束的形式穿过患者横断面时，被检体衰减，每个探测器单元会接收透过该层面的 X 线并测量其衰减后的强度。单个探测器单元在每个角度每条射线上探测到的 X 线信号强度可通过衰减定律方程进行计算：

$$I = I_o \cdot e^{-\mu d}$$

式中，I_o代表 X 线在空气或未进入物体前的初始强度，I 为衰减后 X 线强度，d 为物体厚度，μ 为物体的线性衰减系数，e 是自然对数的底。

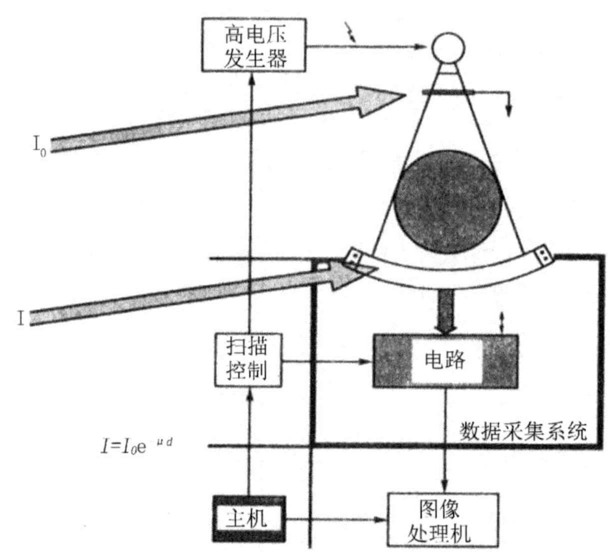

图 3-2　CT 数据采集

单层 CT 图像重建多采用滤波反投影法，利用平行线束几何学原理进行断层图像重建，要求在图像重建前要把所获的扇形线束投影数据转换为平行线束投影数据。在滤波反投影法的应用中，“重建函数核”代表对投影的高通滤波法，它决定图像的锐利度和噪声。重建图像用像素的数字矩阵来代表(通常像素为512×512)，每个像素代表被 X 线束透射的体内欲成像层面的衰减系数。每个像素的 X 线束衰减系数需要转换为 Hounsfield(Hu)单位。范围为－1 024～

3 071，作为以灰阶或彩色阶代表图像的基础。

(二)图像重建

CT 图像重建的基本算法可分为 3 种。

1.直接反投影法

直接反投影法(总和法)是将众多的投影近似地复制成二维分布的方法。其基本原理是把与各向投影强度成正比的量沿投影反方向投影回矩阵里，并将它们累加起来，组成该物体的层面图像。该方法是 CT 成像算法的基础。

2.迭代法

迭代法(近似法)是将近似重建所得图像的投影同实测的层面进行比较，再将比较得到的差值反投影到图像上，每次反投影之后可得到一幅新的近似图像。通过对所有投影方向都进行上述处理，一次迭代便可完成；再将上一次迭代的结果作为下一次迭代的初始值，继续进行迭代。迭代重建技术有 3 种方法：联立迭代重建法、代数重建法和迭代最小二乘法。该方法图像较为真实准确，但耗时较长，现已不采用。

3.解析法

解析法是目前 CT 图像重建技术中应用最广泛的一种方法，它利用傅里叶转换投影定理。主要有 3 种方法：二维傅里叶转换重建法、空间滤波反投影法和褶积反投影法。其中褶积反投影法目前应用最多，其无须进行傅里叶转换，速度快，转换简单，图像质量好。解析法的特点是速度快、精度高。

普通 CT 每个探测器单元的宽度、焦点的大小、每转的投影数决定图像的空间分辨率，患者长轴的扇形束厚度则决定图像层厚及长轴的空间分辨率。普通 CT 只支持一排探测器单元，球管每旋转一圈只扫描一层，扫描时探测器获得的是平面投影数据，而每一层的投影数据是一个完整的闭合环。

二、单层螺旋 CT 成像原理

螺旋 CT 扫描是在球管-探测器系统连续旋转的基础上，患者随检查床一起纵向连续运动，CT 球管连续产生 X 线，探测器同步采集数据的一种 CT 检查方法。螺旋 CT 采用滑环技术，去除了 CT 球管与机架相连的电缆，球管-探测器系统可连续旋转，使扫描速度加快。由于螺旋 CT 扫描时检查床连续单向运动，球管焦点围绕患者旋转的运行轨迹类似一个螺旋管形(图 3-3)，故称为螺旋扫描。扫描时，螺旋 CT 探测器采集到的不是某一层面的数据，而是一个部位或一个器官的容积数据，故又称为容积扫描。

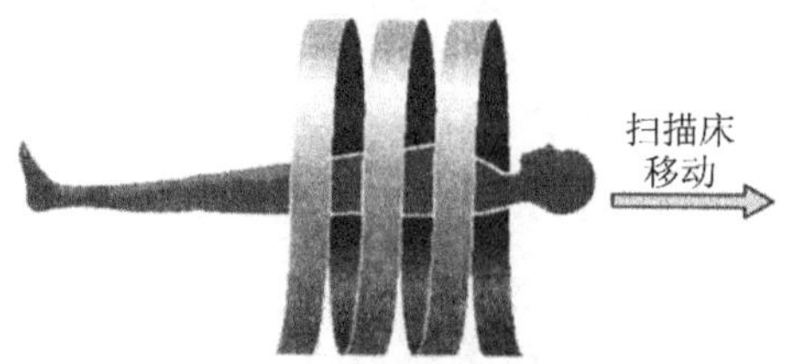

图 3-3 螺旋扫描

滑环技术和检查床连续运动技术的应用是单层螺旋 CT 在硬件上的重要改进，使用热容量>3 M 的 CT 球管，可满足进行较大范围的容积扫描。

用滑环代替电缆传递信号的方法，称为滑环技术。螺旋 CT 扫描机架内有多组平行排列的滑环和电刷，CT 球管通过电刷和滑环接触实现导电。X 线球管的滑环部分根据传递电压的不同，分为高压滑环和低压滑环。前者传递高压发生器输出的电压为几万伏，高压发生器安置在扫描机架外；后者为几百伏，高压发生器安置在扫描机架内。高压滑环上的高压经铜环和碳刷摩擦传递进入转动部分时，易发生高压放电，产生高压噪声，影响数据系统采集，进而影响图像质量。低压滑环的 X 线发生器需与 X 线球管一起旋转，增加了旋转部分重量。因而要求 X 线发生器体积小、重量轻。现在的螺旋 CT 普遍采用低压滑环技术。螺旋 CT 的高压发生器体积小，可安装在机架内，并可产生 80～140 kV 的高压。

单层螺旋 CT 与非螺旋 CT 相比有以下优点：①扫描速度快，检查时间短，对比剂利用率高；②一次屏气可完成一个部位检查，克服了呼吸运动伪影，避免了小病灶的遗漏；③利用原始数据，可进行多次不同重建算法或不同层间距的图像重建，提高了二维和三维图像的质量。螺旋 CT 扫描无明确层厚概念，扇形线束增宽，使有效扫描层厚增大。

(一)基本原理

CT 图像重建的理论基础是二维图像反投影重建原理，该原理要求被重建的一幅二维图像平面上的任意点，必须采用 360°的全部扫描数据。螺旋扫描是在检查床移动过程中进行的。数据采集系统获得的信息为非平面数据。由于只有平面数据才能重建无伪影的二维图像，为了消除伪影，螺旋 CT 常采用线性内插的数据预处理方法把螺旋扫描的非平面数据合成平面数据，再采用非螺旋扫描的图像重建方法重建一幅螺旋扫描的平面图像。线性内插是指螺旋扫描数据段上的任意一点可采用相邻两点的扫描数据进行插补。数据内插的方式有 360°线性内插和 180°线性内插两种。360°线性内插采用 360°扫描数据向外的两点，通过内插形成一个平面数据，优点是图像噪声较小，缺点是实际重建层厚比标称层厚大30%～40%，导致层厚响应曲线增宽，图像质量下降。180°线性内插则采用靠近重建平面的两点扫描数据，通过内插形成新的平面数据。180°线性内插与360°线性内插的最大区别是前者采用第二个螺旋扫描数据，并使第二个螺旋扫描数据偏移180°，从而能够更靠近被重建的数据平面。180°线性内插重建改善了层厚响应曲线，图像分辨率较高，但噪声增加。

(二)成像参数

由于螺旋CT与普通CT的扫描方式不同，产生了一些新的成像参数，如扫描层厚与射线束宽度、床速、螺距、重建间隔与重建层厚等。

1.扫描层厚与射线束宽度

扫描层厚是CT扫描时被准直器校准的层面厚度，或球管旋转一周探测器测得Z轴区域的射线束宽度。单层螺旋CT使用扇形X线束，只有一排探测器，其射线束宽度决定扫描的厚度，扫描层厚与准直器宽度一致。

2.床速

床速是CT扫描时扫描床移动的速度，即球管旋转一圈扫描床移动的距离，与射线束的宽度有关。若扫描床移动的速度增加，则射线束宽度不增加，螺距也增大，图像质量下降。

3.螺距

螺距是扫描旋转架旋转一周，检查床移动的距离与层厚或准直宽度的比值。公式为：

$$\text{Pitch}=\text{TF}/\text{W}$$

式中，TF是扫描旋转架旋转一周检查床移动的距离，单位是mm；W是层厚或准直宽度，单位是mm；螺距是一个无量纲。

单层螺旋CT的准直器宽度与层厚一致，其螺距定义为球管旋转一周扫描床移动的距离与准直器宽度的比值。若单层螺旋CT的螺距等于零时，扫描方式为非螺旋扫描。通过被检体的X线在各投影角相同，可获得真实的横断面图像数据；螺距等于0.5时，球管旋转2周扫描一个层面，类似于重叠扫描；螺距等于1时，数据采集系统可获取球管旋转一周的扫描数据；螺距等于2时，数据采集系统只获取球管旋转半周的扫描数据。扫描剂量恒定不变时，采用大螺距扫描，探测器接收的X线量较少，可供成像的数据相应减少，图像质量下降。采用小螺距扫描，探测器接收的X线量较多，成像数据增加，图像质量得到改善。常规螺旋扫描的螺距用1，即床速与层厚相等；如病灶较小，螺距可<1；如病灶较

大，螺距可＞1。

三、多层螺旋CT成像原理

普通CT和单层螺旋CT的球管-探测器系统围绕人体旋转一圈只获得一幅人体断面图像，而多层螺旋CT的球管-探测器系统围绕人体旋转一周，能同时获得多幅横断面原始图像（图3-4），故称为多层螺旋CT。由于多层螺旋CT探测器在Z轴上的数目由单层CT的一排增加到几十排至几百排，故又称为多排CT。多层螺旋CT是指2层及以上的螺旋CT扫描机，目前临床普及的机型为16层、64层、256层、320层等。

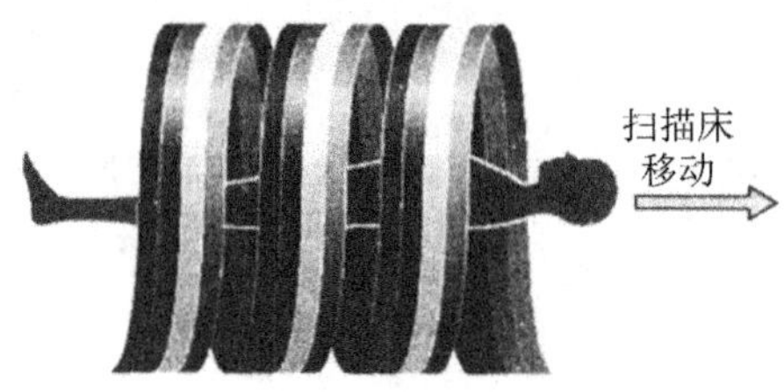

图3-4 多层螺旋扫描

多层螺旋CT使用锥形线束扫描，采用阵列探测器和数据采集系统获取成像数据。锥形线束和阵列探测器的应用，增宽了每次扫描的线束覆盖范围，实现了多排探测器并行采集多排图像的功能，降低了采集层厚，增加了采集速度，为复杂的影像重组奠定了基础。多层螺旋CT的优势是薄层（高分辨）、快速、大范围扫描。

（一）数据采集

多层螺旋CT与单层螺旋CT相比，X线束由扇形改为锥形，线束宽度在Z轴方向从1 cm增加到几厘米。探测器在Z轴方向从单层CT的一排增加到几排至几百排。探测器排列有两种类型：一种是Z轴方向上所有探测器的宽度一致，即探测器宽度均等分配的等宽型（对称型）；另一种是探测器宽度不均等分配的非等宽型（非对称型）。探测器的绝对宽度决定多层螺旋CT容积覆盖范围，探测器单元的大小决定图像的层厚。探测器单元越小，获得的图像分辨率越高。16层以上CT的采集单元可达0.625 mm，实现了“各向同性”的数据采集。各向同性是指Z轴分辨率与XY轴的分辨率一致或相近，体素为一正方体，任意重建平面（冠、矢状位）的图像质量保持高度一致。

多层螺旋CT主要是采用多排探测器和多个数据采集系统，探测器排数大于图像层数。如4层螺旋CT探测器排数最少为8排，最多可达32排。数据采集系统的数目决定采集获得的图像数目，探测器的组合通过电子开关得以实现，目前数据采集系统有4组、16组、64组、256组和320组，选择合适的层厚可获得与数据采集系统对应的图像数。

Siemens 64层CT采用的Z-Sharp技术又称Z轴双倍采样技术，球管周围的偏转线圈无极调控偏转电子束，灵活改变X线焦点大小和在Z轴方向上的位置；每一个焦点投影可读出2×32层图像数据；每两个32层投影融合得到一个在Z轴采样距离0.3 mm的64层投影；每150°旋转应用自适应多平面重建方法可重建64层图像。Z-Sharp技术的特点在于Z轴飞焦点使到达每一个探测器单元的X线投影数加倍，两次相互重叠的投影导致Z轴方向上的重叠采样，即Z轴双倍采样。共轭采集技术是根据系统设置最佳螺距，在插值求解某重建标准层面上不同投影角位置的数据时，自动根据当前的扫描数据结果，动态采集所需的插值数据点。

(二)图像重建

多层螺旋CT的重建原理是用多列探测器的数据来重建一个标准层面的图像。若在Z轴某位置重建图像，则把与此重建位置同一投影角的Z轴上相邻两个探测器阵列的数据用于插值，并以此作为重建标准层面的投影数据，最后用二维反投影重建算法进行图像重建。

多层螺旋CT使用锥形线束扫描，在图像重建前，需要对扫描长轴方向的梯形边缘射线进行必要的修正。多层螺旋CT图像重建预处理是线性内插的扩展应用，4层以下的CT大部分采用不考虑锥形线束边缘的图像预处理。常用的图像重建预处理方法有以下几种。

1.优化采样扫描

优化采样扫描是通过扫描前的螺距选择和调节缩小Z轴间距，使直接成像数据与补充数据分开，故又称为扫描交迭采样修正。

2.Z轴滤过长轴内插法

Z轴滤过长轴内插法是在扫描获得的数据段内选定一个滤过段，并对该段内所有扫描数据作加权平均化处理。滤过段的范围称为滤波宽度，滤波参数、宽度和形状可影响图像质量。

3.扇形束重建

扇形束重建是将锥形束射线平行分割模拟成扇形束后，再使用扇形束算法进行图像重建的方法。16层以上CT则都已将锥形线束边缘的射线一起计算，各生产厂家采用不同的图像重建预处理方法。常用的方法有以下几种。

(1)自适应多平面重建法:将螺旋扫描数据中2倍的斜面图像数据分割成几部分,采用各自适配螺旋的轨迹和240°螺旋扫描数据,并辅以适当的数据内插进行图像重建。

(2)加权超平面重建法:是将三维的扫描数据分成二维的系列,采用凸起的超平面做区域重建的方法。

(3)Feldkamp重建法:沿扫描测量的射线,把所有测量的射线反投影到一个三维容积,并以此计算锥形束扫描射线的方法。

(4)心脏图像重建方法:多层螺旋CT心脏图像重建方法主要有单扇区重建法和多扇区重建法。单扇区重建法是用回顾性心电门控获得螺旋扫描原始数据,利用半重建技术进行影像重建。多扇区重建法是利用心电门控的同期信息,从不同的心动周期和不同列的检查器采集同一期相,但不同角度半重建所需的原始数据来进行影像重建。单扇区与多扇区重建的主要区别是单扇区重建的时间分辨率仅由X线管的旋转速度决定,而多扇区重建的时间分辨率不仅受X线管的旋转速度的影响,同时也受心率的影响。

四、电子束CT成像原理

电子束CT由大功率的电子枪产生电子束,电子束通过电磁偏转打击固定于机架上的靶环产生X射线,实现CT扫描。由于没有机械运动,电子束CT一次曝光扫描的时间可以达到50毫秒。

电子束CT从1982年开始应用于冠状动脉疾病的成像诊断。现在仍在使用的电子束CT有两排探测器和四排钨靶阳极,对受检者的不同检查部位进行8层图像数据的扫描采集。在采用"容积模式"进行扫描时,可以在300～400毫秒的成像周期内只需曝光50～100毫秒就可以获得8幅图像。在进行钙化积分、冠状动脉CT成像或者心功能评价时,电子束CT采用"电影模式"或"流动模式"进行扫描成像,这两种扫描模式分别采用单排探测器(C-150/C-300)和双排探测器的采集方式。电影模式的曝光时间是50毫秒,以每秒17次的扫描频率对同一解剖结构进行扫描;流动模式是在扫描时,根据心跳周期时相对同一解剖结构曝光50～100毫秒进行扫描采集。由于电子束CT的扫描模式是非螺旋的,因此,要在受检者一次屏住呼吸的情况下完成整个心脏的扫描,扫描层厚受到了限制。当采用单层数据采集模式(C-150/C-300)时,图像厚度是3 mm,采用双层数据采集模式时,成像厚度是1.5 mm。进行钙化积分时,电子束CT的纵轴分辨率是足够的,但要实现冠状动脉的三维可视化显示则纵轴分辨率还不够。

电子束CT扫描过程由电子束及4个钨靶环的协同作用完成，避免传统CT的X线球管、探测器(扫描机架)，甚至扫描床的机械运动。电子束CT的成像原理与常规CT的主要区别在于X线产生的方式不同。由于电子束CT采用电子束扫描技术代替X线球管的机械运动，消除了X线球管高速旋转运动产生的离心力，使扫描速度大为提高，将扫描速度缩短为50毫秒或更短(17～34幅/秒)，成像速度是普通CT的40倍、螺旋CT的20倍(需500毫秒)，从而减少了呼吸和运动伪影，有利于运动脏器的检查。

当然，目前高档的多层螺旋CT扫描机的扫描速度和扫描范围取得了很大进步，在某些方面甚至超过了电子束CT的成像水平，促使电子束CT扫描机需要在扫描速度、图像信噪比和空间分辨率等方面进一步提高。

五、双源CT成像原理

双源CT采用双球管和双探测器系统，扫描速度为0.33秒，时间分辨率可达83毫秒，使心脏CT成像不受心率约束；两个球管的管电压设置不同时，可做功能性CT检查。

(一)球管与探测器系统

双源CT配置了两个球管和与之对应的探测器，这两套数据获取系统(球管-探测器系统)放置在旋转机架内，互呈90°排列(图3-5)。CT球管采用电子束X线管，单个球管的功率为80 kW，扫描速度为0.33秒，最大扫描范围为200 cm，各向同性的空间分辨率≤0.4 mm，使用高分辨率扫描时可达到0.24 mm。

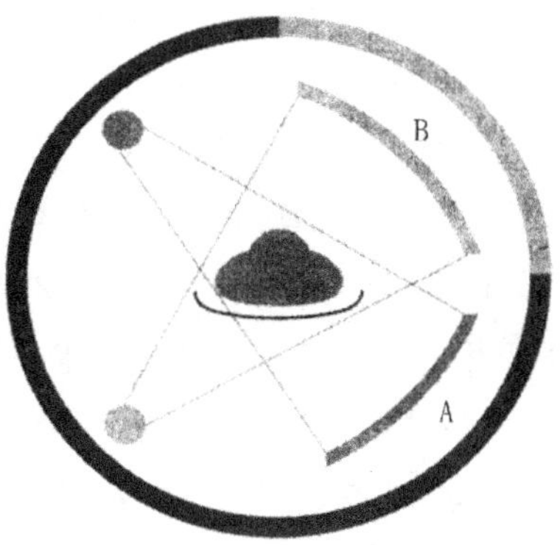

图3-5　**双源**CT**示意图**

两套探测器系统中，一套探测器系统(A)覆盖整个扫描野(直径50 cm视野)，另一套探测器系统(B)主要用于覆盖扫描中心视野(直径26 cm视野)。每组探测器各有 40 排,中间部分准直为 32 排宽度 0.6 mm;两边各有 4 排探测器,准直是 8 排宽度 1.2 mm。在机架等中心处,两组探测器的 Z 轴覆盖范围都是 28.8 mm。通过对采集信号数据的正确组合,两组探测器都可以实现 32 mm×0.6 mm或 24 mm×1.2 mm 的扫描。

(二)数据采集

通过 Z 轴飞焦点技术,32 排 0.6 mm 准直宽度的探测器能同时读取 64 层的投影数据,采样数据的空间间隔是等中心的 0.3 mm。通过使用 Z-Sharp 技术,双源 CT 机架旋转 1 周。每组探测器都能获取相互重叠的 64 层 0.6 mm 的图像数据。

双源 CT 扫描系统内,两组呈 90°排列的互相独立的数据获取系统(球管-探测器系统),只需同时旋转 90°,就可以获得平行于射线投影平面的整个 180°图像数据,这 180°的图像数据由两个 1/4 的扫描扇区数据组成。由于机架只需旋转 1/4 的扫描扇区,扫描时间只有机架旋转时间的 1/4,即获得半圈扫描数据的时间分辨率只有机架旋转时间的 1/4;而机架的旋转时间是0.33 秒,那么数据采集的时间分辨率就是83 毫秒,和受检者的心率无关,在 1 次心跳周期内就可以完成单扇区数据的采集。

(三)图像重建

双源 CT 的基本扫描重建模式是单扇区重建,这是双源 CT 和单源 CT 最主要的区别。双源 CT 也可采用双扇区重建方法来进一步提高时间分辨率,在采用双扇区重建的方法时,每组探测器采集的 1/4 扫描扇区数据来自相邻连续的两个心跳周期,在每个心跳周期内采集的扇区数据都小于 1/4 扫描扇区数据,这和传统单源多层 CT 的双扇区重建方法相似。双源 CT 在使用双扇区重建方法时,时间分辨率是心率的函数,随着心率的变化而变化,机架旋转时间为 0.33 秒时,在某些特定心率条件下,时间分辨率可以达到 42 毫秒。由于心率的小变化都会引起时间分辨率的大变化,在双扇区重建的条件下,时间分辨率的平均值是 60 毫秒。在考虑进行高级的心功能的评估时,可以考虑使用双扇区重建扫描方式,比如在评价异常的心肌运动或者是计算射血分数的峰值时。在进行冠状动脉检查或者进行心脏功能大体评估时,单扇区重建扫描模式就已能够在临床任何心率条件下提供足够的时间分辨率。

双源 CT 在进行常规 CT 检查时,可以只运行一套 X 线系统,方法与普通 64 层 CT 相同。特殊临床检查,如心脏扫描、心电门控血管成像、全身大范围全速扫描及双能量减影成像等，则需使用两套射线/探测器系统的双源组合。

两套X线系统由球管和一体化高压发生器组成，可以分别调节相应的kV和mAs。由于每个球管的kV都可独立设置为80 kV、100 kV、120 kV和140 kV，当两个球管的管电压不一致时，如一个球管设置为80 kV，另一个球管设置为140 kV，双源CT就可以实现双能量扫描，从而获得双能量的扫描数据。

第二节 CT成像的适应证与禁忌证

一、适应证

CT图像由于密度分辨率高、组织结构无重叠，有利于病变的定位、定性诊断，在临床上应用十分广泛。可用于全身各脏器的检查，对疾病的诊断、治疗方案的确定、疗效观察和预后评价等具有重要的参考价值。

（一）颅脑

CT对颅内肿瘤、脑出血、脑梗死、颅脑外伤、颅内感染及寄生虫病、脑先天性畸形、脑萎缩、脑积水和脱髓鞘疾病等具有较大的诊断价值。多层螺旋CT的脑血管三维重组可以获得精细清晰的血管三维图像，对于脑血管畸形有较大的诊断价值。

（二）头颈部

对眼眶和眼球良恶性肿瘤，眼肌病变，乳突及内耳病变，鼻窦及鼻腔的炎症、息肉及肿瘤，鼻咽部肿瘤尤其是鼻咽癌，喉部肿瘤，甲状腺肿瘤，颈部肿块等均有较好的显示能力；多平面重组、容积重组等后处理技术可以从任意角度、全方位反映病变密度、形态、大小、位置及相邻组织器官的改变，对外伤、肿瘤等病变的显示可靠、清晰、逼真，可以更有效地指导手术。

（三）胸部

CT对肺肿瘤性病变、炎性病变、间质性病变、先天性病变等均可较好地显示。对支气管扩张症诊断清晰、准确。对支气管肺癌可以进行早期诊断，显示病灶内部结构，观察肺门和纵隔淋巴结转移；对纵隔肿瘤的准确定位具有不可取代的价值。可显示心包疾病、主动脉瘤、大血管壁和心瓣膜的钙化。冠状动脉CT

血管造影可以清晰显示冠状动脉的走行、狭窄，对临床评价冠心病和进行冠脉介入治疗的筛查有重要的价值。

(四)腹部和盆腔

对于肝、胆、脾、胰、肾、肾上腺、输尿管、前列腺、膀胱、睾丸、子宫、子宫附件、腹腔及腹膜后病变的诊断具有一定优势。对于明确占位性病变的部位、大小及与邻近组织结构的关系、淋巴结有无转移等亦有重要的作用。对于炎症性和外伤性病变能较好显示。对于胃肠道病变，CT 能较好显示肠套叠等，亦可较好地显示肿瘤向胃肠腔外侵犯的情况，以及向邻近和远处转移的情况。但目前显示胃肠道腔内病变仍以胃肠道钡剂检查为首选。

(五)脊柱和骨关节

对椎管狭窄、椎间盘膨出和突出、脊椎小关节退变等脊柱退行性病变，以及脊柱外伤、脊柱结核、脊椎肿瘤等具有较大的诊断价值。对脊髓及半月板的显示不如 MRI 敏感。对骨关节病变，CT 可显示骨肿瘤的内部结构和肿瘤对软组织的侵犯范围，补充 X 线片的不足。

二、禁忌证

妊娠女性不宜进行 CT 检查。急性出血病变不宜进行增强或 CT 造影检查。CT 检查时应注意防护生殖腺和眼睛。

第三节　CT 成像的检查方法

一、CT 检查前准备

为使 CT 检查取得较好的效果，扫描前的准备工作必不可少。检查前的主要准备有以下几个方面。

(一)了解病情

扫描前应详细询问病史，了解患者携带的有关影像学资料和实验室检查，以供扫描时定位及诊断时参考。

(二)解释说明

对患者耐心做好扫描说明解释工作，以消除其顾虑和紧张情绪。

(三)胃肠道准备

进行腹部、盆腔、腰骶部检查者，扫描前一周不进行胃肠道钡剂造影，不服含金属的药物，如铋剂等。扫描前两天少吃多渣食物。腹部检查前 4 小时禁饮食，扫描前口服对比剂，使胃肠道充盈。盆腔检查前晚口服甘露醇等泻剂清洁肠道，若行清洁灌肠更佳。扫描前 2 小时口服对比剂充盈肠道(图 3-6)。

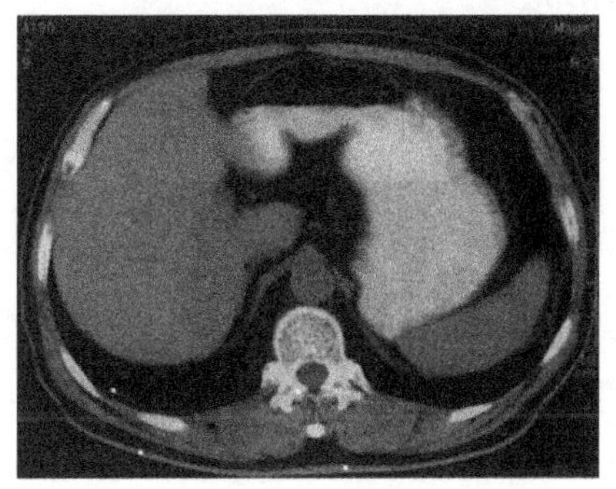

图 3-6　CT 扫描胃肠道内对比剂

(四)制动

根据不同检查部位的需要，确保检查部位的固定，是避免漏扫及减少运动伪影的有效措施。另外，胸腹部检查前应做好呼吸训练，使患者能根据语音提示配合平静呼吸或吸气、屏气；腹部检查前可口服或肌内注射山莨菪碱注射液 20 mg 以减少胃肠道蠕动；喉部扫描时嘱患者不要做吞咽动作；眼部扫描时嘱患者两眼球向前凝视或闭眼不动；儿童或不合作的患者可口服 10%水合氯醛 0.5 mL/kg (不超过10 mL)以制动。

(五)除去金属物品

摆位时去除扫描范围内患者穿戴及携带的金属物品，如钥匙、手机、发卡、耳环、项链、金属拉链、义齿、带金属扣的皮带、硬币、带金属的纽扣等，以防伪影产生。

(六)增强扫描及造影检查准备

行增强扫描及血管造影检查的患者检查前 4 小时禁食、水，以防发生变态反应时出现呕吐或呛咳将胃内容物误吸入肺；检查前应询问患者有无过敏史，并做碘过敏试验，试验阴性者请患者或家属在碘对比剂检查说明书上签名。少数低渗型非离子型对比剂变态反应发生率极低，不需做碘过敏试验，但应在增强或造影过程中严密监控，以防意外。

(七)注意监护

危重患者检查时,需请临床科室的医护人员陪同并监护。

(八)防尘

患者更衣、换鞋或穿着鞋套进入扫描室,以防灰尘带入机房,进入机器内部。

(九)注意患者家属防护

患者家属非特殊情况下不要滞留在扫描室内,以避免辐射损伤。

二、CT 检查步骤

(一)对患者的接待与登记

仔细审查 CT 检查申请单是否填写完整,检查部位是否明确和符合要求,并根据病情的轻、重、缓、急和本部门的工作流程合理安排患者的检查时间。给患者做好解释和说明工作以便取得配合,通知患者做好检查前准备。由专门人员进行检查项目的登记和归档。

(二)输入患者的一般资料与扫描相关信息

将患者的姓名、性别、出生年月、CT 号等资料输入 CT 机。有放射信息系统(RIS)和影像存储与传输系统(PACS)的医院,输入患者资料由工作列表完成。选择扫描方向和患者的体位;如果是增强扫描,要注明 C+,其他特殊扫描方式,必要时也注明。

(三)患者体位的处置

根据检查的要求确定是仰卧还是俯卧,头先进还是足先进;根据检查的需要采用适当的辅助装置,固定检查部位;按不同检查部位调整检查床至合适位置,开启定位指示灯,将患者送入扫描孔内。

(四)扫描前定位

定位就是确定扫描的范围,通常先进行定位像扫描,即球管与探测器位置不变,曝光过程中,检查床载患者匀速移动,扫描图像类似高千伏摄影平片。在该定位像上制订扫描计划,确定扫描范围、层厚、层距等。定位较明确的部位(如颅脑),也可利用定位指示灯直接从患者的体表上定出扫描的起始位置,该方法节省时间,缺点是定位不如通过定位像定位准确。

(五)扫描

选择扫描条件,设计扫描程序,按下曝光按钮。在整个扫描过程中,要密切

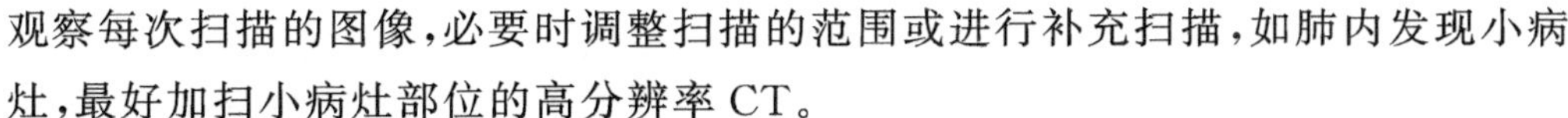

观察每次扫描的图像,必要时调整扫描的范围或进行补充扫描,如肺内发现小病灶,最好加扫小病灶部位的高分辨率 CT。

(六)照相和存储

根据不同的机器情况,可自动照相或手工照相。自动拍摄是指在 CT 机上可预先设置,扫描完毕 CT 机会自动根据设置依次将所有扫描的图像拍摄完成。手工拍摄是扫描完成后,由人工手动照相。一般扫描完毕的 CT 图像都暂存于 CT 机的硬盘上,如需永久存储,可选择磁带、光盘等存储介质。

三、CT 检查注意事项

(1)CT 检查必须注意放射线的防护,要正确、合理地应用 CT 检查,避免不必要的曝光。对育龄女性及婴幼儿更应严格掌握适应证,非特殊需要,孕妇禁做 CT 检查。CT 机及机房本身结构需达到防护标准,以减少被检者、工作人员和与 CT 机房相邻地区人员的 X 线辐射剂量。重视个人防护,减少被检者、工作人员的受照剂量。

(2)应认真了解病史、其他检查结果及既往影像检查资料,借以指导本次检查,以免检查范围或扫描参数设置不当。

(3)增强扫描使用的碘对比剂量较大,注射速度快,有引起不良反应,甚至变态反应的可能,碘过敏试验阳性者禁做增强扫描。过敏体质的患者可选用非离子型对比剂以减少不良反应,使用过程中要严密观察,一旦出现变态反应应及时处理、抢救,否则可能危及生命。为避免迟发型变态反应的发生,检查后应让患者留 CT 室观察 30 分钟后再离开。CT 室应常备必需的急救药品、器械,以备抢救之用。注意药品的有效期,定时添补更新。

(4)对于危重患者,临床应先控制病情,待病情较为稳定后再做 CT 检查。对危重患者的搬动及检查应迅速、轻柔,检查以满足诊断需要为标准,不宜苛求标准而延误抢救时间。

第四章

MR成像基础

第一节　MR 成像的基本原理

生物体组织能被电磁波谱中的短波成分(如 X 线)穿透,但能阻挡中波成分如紫外线、红外线及微波。令人惊异的是,人体组织允许磁共振产生的长波成分如无线电波穿过,这是磁共振能用于临床的基本条件之一。

MR 实际上是指核磁共振(NMR)。由于害怕"核"字引起某些人的误解与疑惧,目前通称为磁共振(MR)。核子自旋运动是自然界的普遍现象,也是 MR 的基础。1946 年美国科学家 Bloch 与 Purcell 几乎同时独立地完成了 MR 试验,这一科研成果获得了 1952 年诺贝尔物理学奖。自从揭示了"化学位移"现象以来,MR 学迅速发展起来。1967 年 Jasper Jackson 在活的动物身上首次获得 MR 信号,1972 年 Lautebru 利用水模成功地获得了氢质子二维的 MR 图像,从 20 世纪 80 年代开始,MR 进入了医学临床应用阶段。

根据 19 世纪的 Gauss 学说,电与磁是一回事,可统称为电磁。电荷沿一导线运动或质子沿轴自旋即可产生磁场,而导线切割磁力线又可产生电流。自然界任何原子核的内部均含有质子与中子,统称核子,都带正电荷。核子像地球一样具有自旋性,并由此产生自旋磁场。具有偶数核子的许多原子核其自旋磁场相互抵消,不能产生 MR 现象。只有那些具有奇数核子的原子核在自旋中才能产生磁矩或磁场,如^{1}H(氢)、^{13}C(碳)、^{19}F(氟)、^{31}P(磷)等。因此,可被选用为 MR 成像中的靶子,而氢原子更是其中的佼佼者。氢原子是人体内数量最多的物质,原子核中只含 1 个质子而不含中子,最不稳定,最易受外加磁场的影响而发生 MR 现象,所以,现阶段临床应用的 MR 成像主要涉及氢质子。氢质子带 1 个正电荷,又能自旋,其周围自然形成一个小磁场,整个氢原子核实际上是一个自旋的小磁体。“核”的意思是指 MR 成像主要涉及原子核(尤其是氢原子核),与核周围的电子层关系不大。“磁”有两个含义:①MR 过程发生在一个巨大外磁体的孔腔内,它能产生一个恒定不变的强大的静磁场(B_0);②在静磁场上按时叠加另外一个小的射频磁场以进行核激励并诱发 MR(B_1),还要叠加一个小的梯度磁场以进行空间描记并控制成像。“共振”是借助宏观世界常见的自然现象来解释微观世界的物理学原理。例如,一个静止的音叉在另一个振动音叉的不断作用下即可能引起同步振动,先决条件是两个音叉固有的振动频率相同。核子间能量的吸收与释放亦可引起共振,处于低能级的氢质子吸收的能量恰好等于能级差即跃迁到高能级水平,释放的能量恰好等于能级差又可跌落回低能级水平,核子这种升降波动是在一个磁场中进行的,故称为“核磁共振”(图 4-1)。

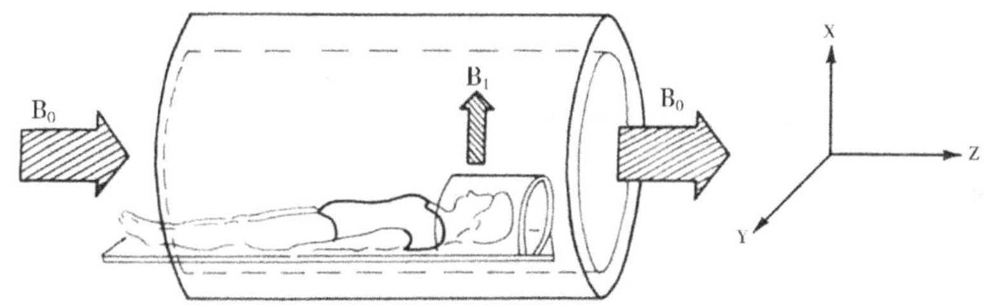

图 4-1 磁共振示意图

从人体进入强大的外磁场(B_0),到获得清晰的 MR 图像,人体组织与受检部位内的每一个氢质子都经历了一系列复杂的变化。①氢质子群体的平时状态:在无外磁场 B_0 的作用下,平常人体内的氢质子杂乱无章地排列,磁矩方向不一,相互抵消。②在外加磁场中的氢质子状态:人体进入强大均匀的外加磁场 B_0 中,体内所有自旋的混乱的氢质子,其磁矩将重新定向,按量子力学规律纷纷从杂乱无章状态变成顺着外磁场磁力线的方向排列,其中多数与 B_0 磁力线同向(处于低能级),少数与 B_0 磁力线逆向(处于高能级),最后达到动态平衡。③通过表面线圈从与 B_0 磁力线垂直的方向上施加射频磁场(RF 脉冲),受检部位的氢质子从中吸收了能量并向 XY 平面上偏转。④射频磁场(RF 脉冲)中断后氢质子放出它们吸收的能量并回到 Z 轴的自旋方向上。⑤释出的电磁能转化为 MR 信号。⑥在梯度磁场(由梯度线圈发出)辅助下 MR 信号形成 MR 图像。

一、氢质子群体的平时状态

某些原子核(如氢原子核)可以看成是一个具有自旋能力的“小星球”,因为它带有电荷,自旋进动必然产生磁矩声,$\vec{U}$ 代表着该原子核周围小磁场的大小与方向。由这种磁偶极产生的小磁场颇似一个旋转着的小磁棒(图 4-2)。平时人体内的氢原子核处于无规律的进动状态，无数的氢原子核杂乱无章地进动，并且漫无方向地排列，其磁矩与角动量相互抵消，整个人体不显磁性(图 4-3A)。

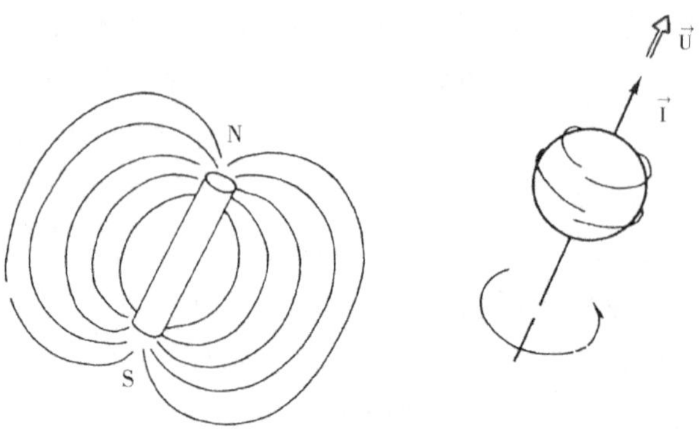

图 4-2　磁偶极产生的小磁场示意图

二、在外加静磁场中的氢质子状态

人体进入强大均匀的磁体空腔内，在外加静磁场 B_0 的作用下，原来杂乱无章的氢原子核一齐按外磁场方向排列并继续进动，整个人体组织处于轻度磁化状态(图 4-3B)。由于氢质子的自旋量子数 I=1/2，只有两种基本的排列方向：一是顺向排列(向上自旋)；二是逆向排列(向下自旋)。前者与静磁场磁力线方向相同，相应的磁化量子数 m=+1/2，处于低能级状态；后者与静磁场磁力线方向相反，相应的磁化量子数m=−1/2，处于高能级状态。在静磁场中氢质子自旋矢量的方位角 $\theta = \text{arc Cos m}\sqrt{I(I+1)}$。

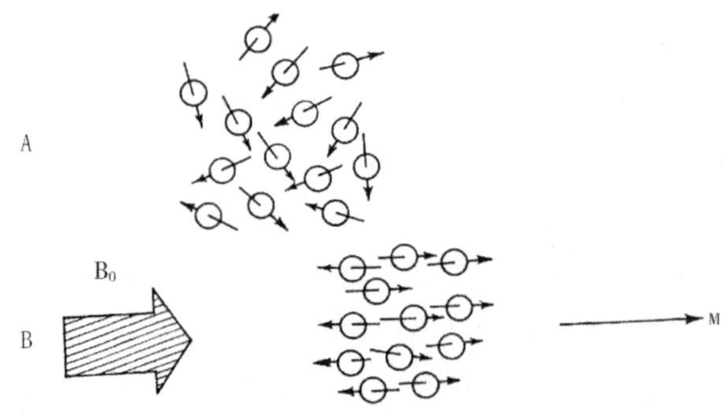

图 4-3　原子活动示意图

在静磁场中自旋(磁动量)矢量有一个转矩或电偶，它们环绕静磁场的纵轴进动，其速率可用 Larmor 公式算出：

$$f = \omega / 2\pi = \gamma B_0 / 2\pi$$

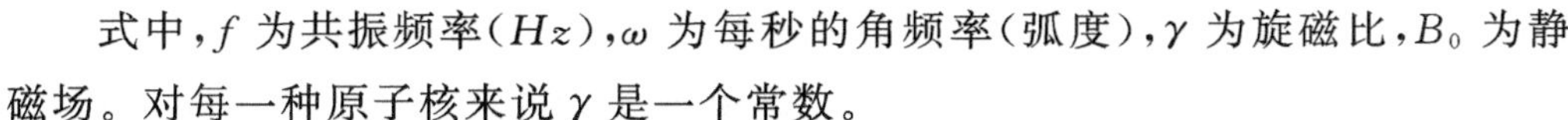

式中，f 为共振频率（Hz），ω 为每秒的角频率（弧度），γ 为旋磁比，B_0 为静磁场。对每一种原子核来说 γ 是一个常数。

一大群原子核在静磁场中进动，每一个原子核的磁矩其位相是杂乱无章的。也就是说，它们在进动的圆环中其磁化矢量的顶端处于不同的位置，但联合起来可形成一个总的磁矩 $\overrightarrow{M}$。这个净磁矩 $\overrightarrow{M}$ 是接收线圈产生 MR 信号的根据。

对 MR 成像作用最大的核子是质子，尤其是氢质子。因为它在人体内数量最大，其重量小而磁动量大，在水溶液中氢原子核的数量级为 $10^{23}/cm^3$，其中半数以上与静磁场 B_0 的磁力线方向相同，处于低能级状态。每个氢原子核磁矩的总矢量（Σ）可用以下公式计算：

$$\overrightarrow{M}=\sum Pi\mu i$$

式中，$\overrightarrow{M}$ 为净磁矩，μi 为氢原子核的磁矩，Pi 为氢原子核的数量。由于能量差极小，因此在两个能级状态中自旋＝1/2 的氢原子核数目基本相等。例如，在 1.5 T 的静磁场中处于同向低能级状态的氢原子核比处于逆向高能级状态者仅多 1×10^{-5}。

在低能级与高能级状态之间根据静磁场场强大小与当时的温度，势必要达到动态平衡，称为"热平衡"状态。此时，从低能级转入高能级的氢原子数恰好等于从高能级转入低能级的氢原子数，最后的磁化状态 M，称为"平衡"状态或"静息"状态。

三、施加射频脉冲后的氢质子状态

MR 信号的产生分两个步骤：一是 MR 的激励过程；二是 MR 的弛豫过程。如前面所述，氢质子是一群处于一定能量级与方向上不断自旋进动的微粒，它们类似于一般磁体，具有磁性、角动量与旋转性。在 MR 扫描机的孔腔内，人体内所有的氢质子小磁体都顺着强大静磁场 B_0 的方向排列，其中较多的氢质子其磁矩方向与静磁场 B_0 相同（处于低能级），较少的氢质子其磁矩方向与静磁场 B_0 相反（处于高能级）。人体内大量氢质子的小磁极相加，形成一个微弱的小磁场，其总磁化矢量 M 仅为静磁场 B_0 的几百万分之一，但方向相同。在常温的"热平衡"状态下顺静磁场 B_0 排列的氢质子数比逆向排列者多 10^6 倍，因此人体磁化矢量 M 与静磁场 B_0 方向一致。

通过射频（RF）线圈中的电流对 MR 孔腔中的人体组织施加一个垂直方向的交变磁场 B_1，诱发氢质子产生 MR，这就是 MR 的激励过程。交变磁场 B_1 是由射频线圈发出的，所以 B_1 又称为射频磁场。B_1 交变地发出与中断，按 MR 所需要的频率工作，所以又称为射频脉冲。射频磁场 B_1 与静磁场 B_0 有两点不同：①B_1 十分微弱，为 B_0 的 0.000 1，如 B_0 的场强为1.0 T，而 B_1 仅为0.000 1 T即足以诱发 MR；②静磁场 B_0 不仅强大，而且恒定，其磁力线方向与 MR 扫描机的孔腔平行。B_1 磁场迅速交变，其磁力线方向总是与静磁场方向垂直。

B_1 磁场的交变振动频率具有严格的选择性，必须准确地选择 B_1 磁场的频率，使之相当于 Larmor 共振频率，才能诱发受检组织内氢质子的 MR 现象。Rabi 发现，在静磁场 B_0 的垂直方向上施加一个交变磁场 B_1，只有在 Larmor 频率时，交变磁场的能量才会突然大量地被吸收，这种现象称为共振吸收现象。按照量子力学理论，氢质子在磁场中只能采取两种能级状态：高能级与低能级(图 4-4)。通过原子间的热运动相互碰撞，能量相互传递，氢质子可在两种能级间跃迁；通过吸收电磁场的光子氢质子也能从低能级跃迁到高能级，因为光子只能整个地被吸收，所以在一定的场强下能级差也是一定的，射频磁场 B_1 发射的电磁能(射频能量)必须恰好等于能级差才会被处于低能级状态的氢质子吸收，并借助于这个射频能量跃迁到高能级状态。在一定的场强条件下射频磁场的交变频率必须符合 Larmor 频率，它所发出的射频电磁能才恰好等于能级差。

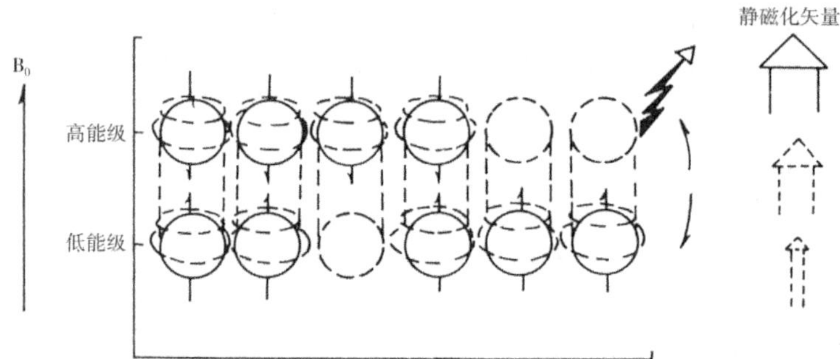

图 4-4　高能级与低能级示意图

所谓 MR，就是指氢质子在两种能级上相互转换，当按照 Larmor 频率施加射频能量时，迫使氢质子的磁矩从 m＝＋1/2 低能级跃迁到 m＝－1/2 高能级状态。两者的能级差E1/2－E－1/2＝rhB_0，rhB_0(＝h/2π)是一个常数。

MR 的能量吸收只能在垂直于静磁场 B_0 的横向上查出来。因为横向上的磁化矢量 M_{XY} 具有时间依赖性，按照法拉第感应定律，M_{XY} 在进动过程中切割静磁场 B_0 的磁力线，可在接收线圈上感应出相应的电压。与此相反，在热运动平衡状态下的纵向磁化矢量是静止的，它不切割磁力线，因而不产生感应电流。当施加 RF 磁场 B_1 时，随着氢质子自旋进动的同步旋转，即会产生横向磁化矢量

（图 4-5）。RF 磁场 B_1 垂直于静磁场 B_0，其作用是旋转磁化矢量 M 偏离静息状态，M 在纵向上逐渐缩短，在横向上逐渐延长。如果 RF 磁场 B_1 施加的时间足够长，净磁化矢量 M 可俯垂 90°，在横向上垂直于静磁场 B_0 而不断转动。旋转角度 θ 称为 RF 偏转角，$\theta=\gamma B_1 T_2$，该公式中 B_1 是 RF 磁场的大小，T 是施加的时间。由此可见，RF 偏转角度可通过 B_1 磁场的强弱与施加时间加以控制。

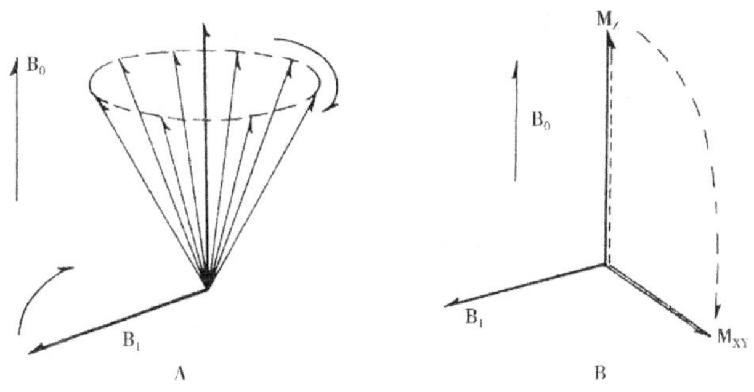

图 4-5 磁化矢量示意图

从图 4-5B 可以看出，在 RF 磁场 B_1 的作用下，磁化矢量 M 开始转动，随着时间的延长 M 在横向上逐渐增大，从原来的 Z 轴上向 XY 平面贴近（图 4-6）。

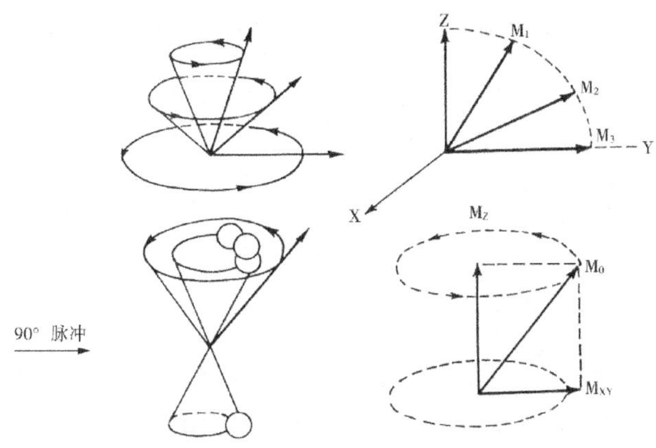

图 4-6 磁场形成示意图（一）

（1）RF 磁场 B_1 是以无线电波的频率提供的，所以又称为 RF 脉冲。施加 RF 脉冲会使氢质子旋转在同一相位上，称为同步。同步化可以看作净磁化矢量 M 在静磁场 B_0 中的相对性同步转动。

（2）控制 RF 磁场 B_1 的幅度与时限，可准确地控制 M 与静磁场 Z 轴（纵轴）的夹角，使之转至 90°、180°或其他角度（图 4-7）。

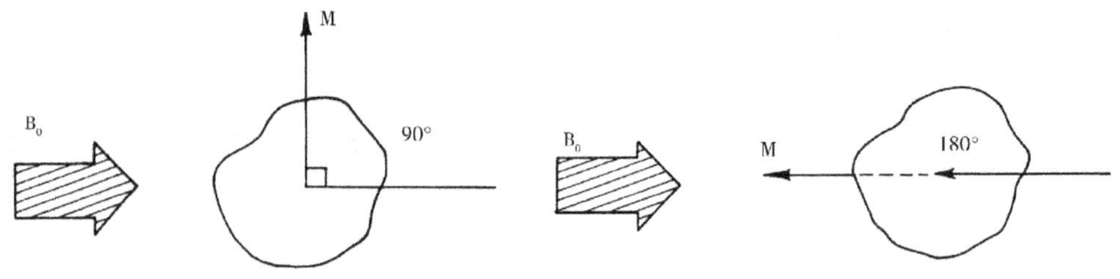

图 4-7 磁场形成示意图(二)

(3)使磁化矢量 M 产生 90°或 180°转动的 RF 脉冲分别称为 90°脉冲或 180°脉冲。

(4)磁化矢量的转动角度可以通过 Larmot 公式加以计算,即 $V_1=\frac{1}{2\pi}\gamma \cdot B_1$。这个公式说明在激发脉冲后磁化矢量的进动过程,$V_1$ 是旋进的频率,B_1 是 RF 脉冲的幅度。在单位时间内(tp)磁化矢量转动的周数为 rB_1tp,每周 360°,所以磁化矢量的转动角度为 $\theta=\frac{\gamma}{2\pi}B_1 tp \cdot 360°$。根据标准 RF 频率的理论,一个长度为 t 的 RF 脉冲可以覆盖其频率范围的 1/2,也就是说,100 μs 脉冲可以覆盖 5 kHz。

总之,施加 90°、180°或其他角度的 RF 脉冲后,人体组织内受检部位的氢质子因接收了额外的电磁能,其磁化矢量偏离了静磁场的方向而转动 90°或 180°,部分处于低能级的氢质子因吸收了能量而跃迁到高能级状态。这一接收 RF 磁场电磁能的过程就称为 MR 的激励过程。在激励过程中氢质子吸收了额外的电磁能,由低能级升入高能级,从而进入了 MR 的预备状态。

四、RF 脉冲停止后的氢质子状态

一旦 RF 磁场 B_1 停止,净磁化矢量 M 就仅受静磁场 B_0 的作用,并环绕着 B_0 进动。如果在静磁场 Y 轴方向上安置一个线圈,净磁化矢量 M 在盘旋转动时必将在该线圈中感应出一个 AC 电压,即 $V=M_{XY}°Cos\ \omega t_2$,该公式中 $M_{XY}°$是 90°RF 脉冲中止时横向上的磁化矢量,t 是从 90°盘旋转动至电压测量时的间隔,由此引起的信号强度是一个余弦,其大小与磁化矢量成正比,其频率相当于 Larmor 频率。当横向磁化矢量从缩短至消失,信号也衰减至零,这种衰减呈指数衰减,需要恒定的时间 t_2*,与此同时线圈上测出的电压也递减至零。因此,感应电压比较准确的表达公式应为 $V=M_{XY}°e-^{t/t_2*}Cos\omega t_2$。上述现象称为"自由感应衰减"。无论吸收或释放电磁能,都必须在 Larmor。共振频率的特殊条件下才能进行。氢原子核等在 Larmor 共振频率条件下这种电磁能的吸收与发射过程，就是 MR。

如果知道静磁场 B_0 的场强大小，即可计算出 Larmor 共振频率，Larmor 方程式为 $\omega_0=\gamma B_0$，即共振频率(MHz)＝γ·静磁场场强(T)，式中，ω_0 为共振频率(MHz)；B_0 为静磁场场强(T)；γ 为一个常数，称为旋磁比，氢原子核的旋磁比为 42.58 MHz/T_2。以超导型 MR 扫描机为例，当静磁场场强为 0.5 T 时，$\omega_0=42.58\times0.5=21.3$ MHz；当场强为 1.0 T 时，$\omega_0=42.58\times1.0=42.58$ MHz；当场强为 1.5 T 时，$\omega_0=42.58\times1.5=63.9$ MHz。上述频率非常接近于自动电话机与民用无线电收音机的波频，因此通常称 B_1 磁场为 RF 磁场，称产生这一波频的线圈为 RF 线圈。

对 MR 成像来说，Larmor 方程有以下实用价值。

(1)静磁场场强的大小决定了 MR 扫描机工作时所需要的 RF 频率，静磁场场强与共振频率之间呈线性关系(表 4-1)。

表 4-1　氢原子核在不同静磁场中的共振频率

MR 扫描机的场强(T)	共振频率(MHz)
0.15	6.4
0.3	12.8
0.5	21.3
0.6	25.5
1.0	42.6
1.5	63.9
2.0	85.3

(2)除氢核子外，还有某些核子亦可产生 MR，但其旋磁比有所不同(表 4-2)。

表 4-2　某些顺磁性物质的旋磁比

原子核	旋磁比 γ(MHz/T)
^{1}H	42.58
^{19}F	40.05
^{31}P	17.23
^{23}Na	11.26
^{13}C	10.76

(3)静磁场的微小变化将使共振频率发生相应的微小变化，梯度线圈产生的

微小磁场叠加在静磁场上，会引起频率与时相的微小变化，通过频率编码与相位编码，可以确定每一个像素的空间位置，这是 MR 成像的基础。

当 RF 磁场 B_1 中断时，激励过程即完成，弛豫过程随之开始，受激励的氢质子将释放出它们吸收的能量，重新回到静磁场原先排列的平衡位置上。在回返过程中转动的净磁化矢量 M 将感应出一个电磁波，通过接收线圈检测出来，就是呈指数衰减的 MR 信号。

总而言之，激励的氢质子释放能量并回返原先排列方位的过程就称为弛豫。释放的能量以无线电磁波的形式发射出来，是 MR 成像的基础（图 4-8）。

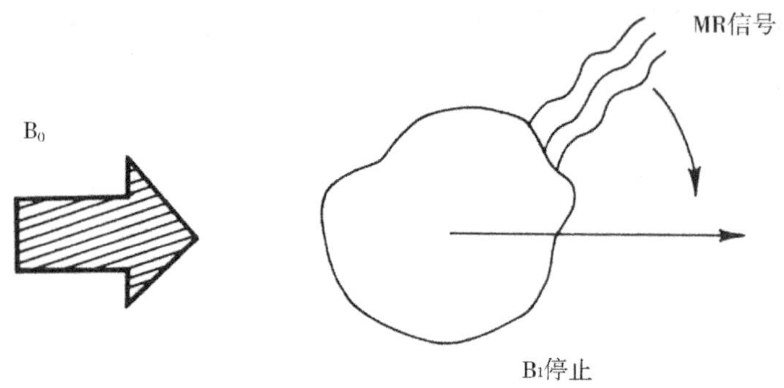

图 4-8　MR 成像的基础

弛豫过程伴随着能量释放，只有在发 RF 率与吸收频率相同的条件下，即在 Larmor 共振频率时吸收的能量才能释放出去。能量释放会伴发下列情况：①RF 线圈可兼做天线接收器（接收线圈），释放的能量以无线电波的形式发射，被接收线圈接收并记录成 MR 信号；②能量不可逆性地散布于人体周围组织“晶格”中，化为热量或诱发分子运动（T_1 弛豫）；③能量可逆性地转移到其他正在共振的氢质子上，使其相位的一致性丧失（T_2 弛豫）。

RF 线圈（接收线圈）只能记录与静磁场 B_0 方向垂直的能量成分；与静磁场 B_0 平行的能量成分因变化太慢，不能在 RF 线圈内诱发出有意义的 MR 信号。受检部位每个小的组织体素（容积）所发出的 MR 信号均有细微的差异，利用梯度磁场的频率编码与相位编码方法，足以破译出 MR 信号的细微差异，通过傅立叶转换，可将组织内每个 MR 信号的位置及强度计算出来，并重建成电视屏幕上的亮点，信号越强则亮点越白。

净磁化矢量 M 回返的过程由两个时间常数所决定，分别称为 T_1 弛豫时间与 T_2 弛豫时间。净磁化矢量先从静磁场 B_0 的垂直面上开始衰减，称为横向弛豫（T_2 弛豫）；继之逐步返回静磁场 B_0 的方向，称为纵向弛豫（T_1 弛豫）。

净磁化矢量 M 在弛豫过程中是不断转动的，在垂直于静磁场 B_0 的 XY 平面上转动的半径越来越短（T_2 弛豫），在平行于静磁场 B_0 的 Z 轴上逐渐延长（T_1 弛豫）。

在 MR 技术中仍然沿用横断面（轴面）、冠状面及矢状面代表人体的三维空间。Z 轴代表静磁场 B_0 的磁力线方向，人体进入磁体圆孔腔内，组织形成的净磁化矢量 M_0 与 Z 轴平行，这一过程需时几秒钟。施加 90°RF 脉冲后，净磁化矢量 M 偏转 90°，在 XY 平面上转动（M_0）。90°脉冲中断后弛豫开始，此后随着弛豫时间的延长 M_{XY}缩短，而 M_Z 延长，如图 4-9、图 4-10 所示。

$$T_1（纵向弛豫）\cdots\cdots M_2 = M_0(1 - e\frac{t}{t_1})$$

$$T_2（横向弛豫）\cdots\cdots M_{XY} = M_0 e\frac{t}{t_2}$$

弛豫过程中纵向磁化矢量的增长（T_1 延长）与横向磁化矢量的缩短（T_2 缩短）均呈指数函数关系，在一定的静磁场中 T_1 与 T_2 是两个时间常数。

90°脉冲后净磁化矢量 M 与静磁场 B_0 成 90°，此时 $M_1(M_Z)$成分为 0；纵向弛豫开始后 M 矢量偏转，并回返至平衡状态，此时 $M_1(M_Z)$最长并与静磁场 B_0 的方向平行。$M_1(M_Z)$方向上的纵向弛豫过程呈指数增长曲线，其特征性的时间常数 T_1 在 MR 学上被定义为从零增长到$1-1/e$ 所需要的时间，即从零到达其最终最大值 63％所需要的时间。

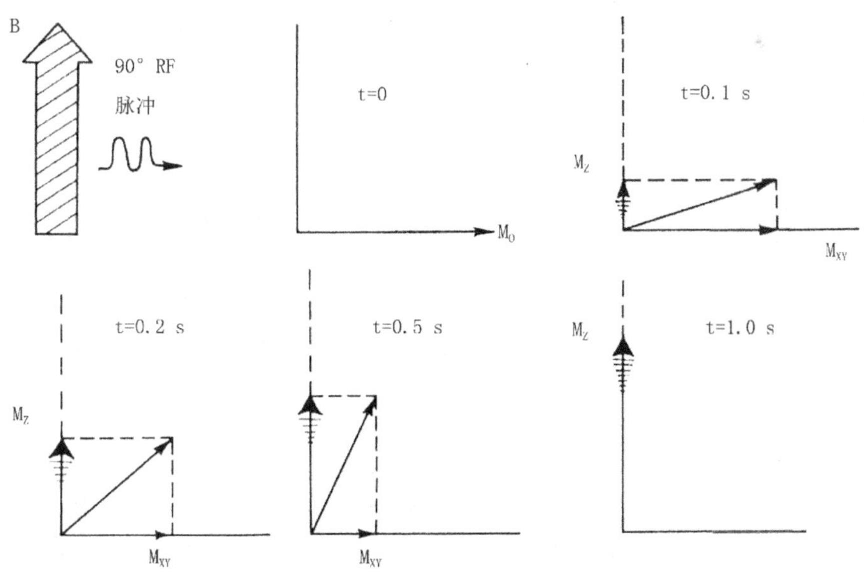

图 4-9　弛豫过程中 M_{XY}、M_Z 与时间的关系

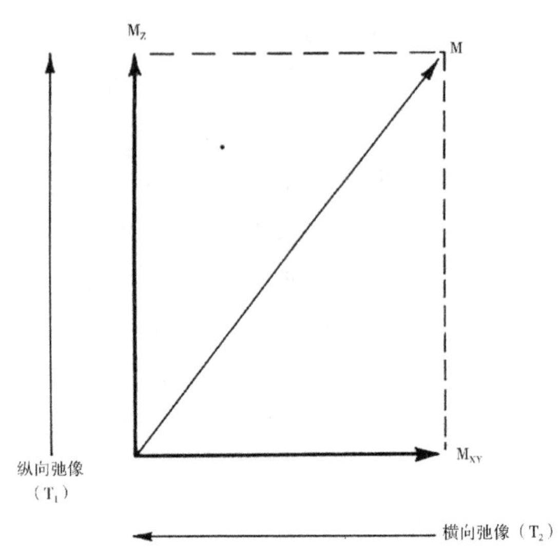

图 4-10　T_1 **弛豫与** T_2 **弛豫的方向**

T_2 弛豫代表 90°脉冲之后在均一静磁场 B_0 中共振氢质子脱离相位（丧失相位一致性）所需要的时间。90°脉冲中断的瞬间，M 矢量的 $M_Z(M_{XY})$成分最大，弛豫开始后横向上的 $M_Z(M_{XY})$成分向零递减，达到平衡状态时横向磁化矢量 $M_Z(M_{XY})$不复存在，此刻共振质子间的相位一致性丧失殆尽。$M_Z(M_{XY})$递减过程也是一个指数递减曲线，其特征性的时间常数 T_2 在 MR 上被定义为最大值递减至 1/e 所需要的时间，即从最初最大值到达 37%所需要的时间（图 4-11）。

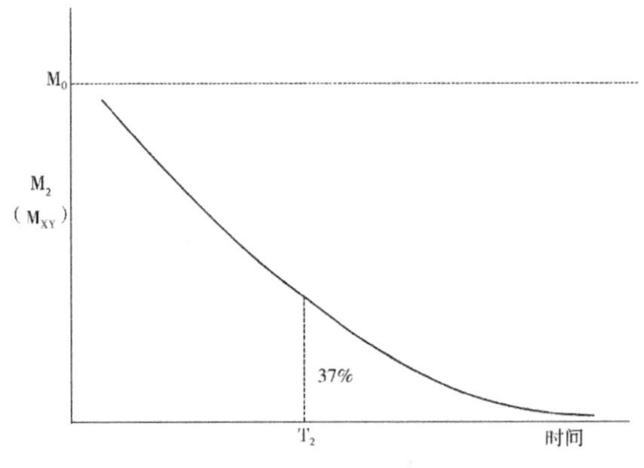

图 4-11　T_2 **弛豫曲线**

T_1 弛豫方向平行于外磁场 B_0 方向，在此过程中能量从共振氢核向周围晶格散失。T_2 弛豫方向垂直于外磁场 B_0，在此过程中不涉及从共振氢核向周围晶格的能量散失，共振质子失去相位的一致性，共振核之间有彼此的能量交换，但无能量丢失。T_1 与 T_2 弛豫过程是理解人体组织 MR 成像的关键。目前 MR 成像中常见的 T_1 与 T_2 加权像即表现了组织的 T_1 与 T_2 弛豫特征。

T_1 弛豫即纵向弛豫，又称为“自旋-晶格弛豫”。RF 脉冲使氢原子核吸收能量而处于激励状态；激励的氢原子核必须将它们吸收的过多的能量逸散于周围的环境，即分子晶格中，才能重新回返原来的平衡状态，所以这一弛豫过程称为“自旋-晶格弛豫”。回返到平衡状态也需要一个激发的 RF 磁场，引起自旋-晶格弛豫的 RF 磁场是由周围环境中的原子核晶格提供的，又称为晶格磁场。晶格磁场最常见的来源是周围组织中磁核产生的偶极磁场，例如在水分子中有2个氢原子核，其中一个氢核产生一个小磁场，并影响邻近的另一个氢质子，这就是一个偶极磁场(图 4-12)。晶格磁场的波动频率必须与激励氢质子的进动频率相一致，也就是在 Larmor 共振频率的条件下才能激发氢质子释放它们吸收的能量，从而回返到原来的平衡状态。在液体中晶格磁场的波动是由分子盲目的热运动(布朗运动)引起的。

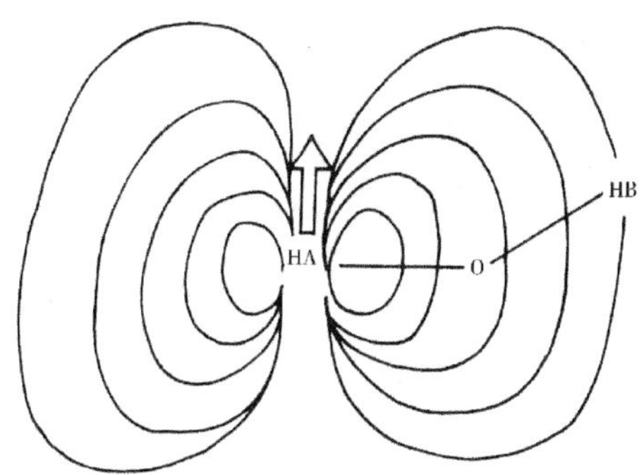

图 4-12 偶极磁场示意图

分子重新定向的平均速率与分子的大小有关。小分子(如水)比大分子(如脂质)重新定向要快得多，巨大分子(如蛋白质或 DNA)重新定向则十分缓慢。在适当的 MR 场强中，中等大小的分子如脂肪分子，其转动频率最接近于 Larmor 进动频率，因此脂肪质子的弛豫比水分子要弛豫得快；而水分子的平均转动频率远远大于氢质子的进动频率，所以水分子弛豫相当缓慢。巨大分子如蛋白质的转动频率比氢质子的进动频率缓慢得多，所以蛋白分子弛豫得相当缓慢。进动频率与外加静磁场的场强成正比，所以 T_1 弛豫时间还具有场强依赖性。

分子弛豫快，其 T_1 弛豫时间就短，如脂肪的 T_1 为几百毫秒，而纯水的 T_1 为 3 秒。在共振频率(ω_0)中弛豫率与晶格磁场的场强成正比，因此，Larmor 频率的变化势必改变组织的弛豫时间。外加静磁场场强增大会使共振频率 ω_0 增大,组织的弛豫时间也随之延长(长 T_1)。

游离水弛豫缓慢(长 T_1 与长 T_2),但生物组织中的水却弛豫得相当快,T_1 弛豫时间仅为几百毫秒。为了解释这一现象,有人认为组织中的部分水分子吸附在蛋白质分子的表面上,形成结合水(图 4-13)。由于蛋白大分子的牵扯结合水的运动速度缓慢下来,比较接近于 Larmor 进动频率,因而弛豫增快,T_1 值得以缩短。正常组织中的游离水与结合水处于一种快速的动态平衡状态,在病理情况下这种快速动态平衡发生紊乱,如肿瘤及邻近的水肿区,其结合水释放,游离水增加,因而呈长 T_1 与长 T_2 信号。

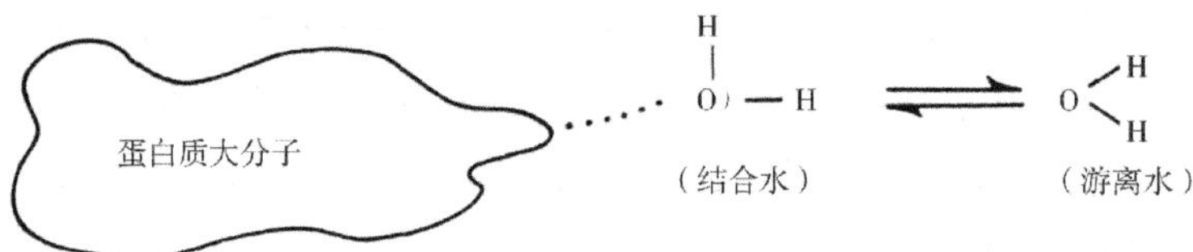

图 4-13 组织中水分子的两种形式:游离水与蛋白结合水

表 4-3 列出了在 1.4 T 场强中各种组织的弛豫时间,从中可见胼胝体、白质的 T_1 值明显短于脑灰质;因为白质中的含水量明显低于灰质。

表 4-3 场强为 1.4T 时各种脑组织的弛豫时间

脑组织	T_1 值(ms)	T_2 值(ms)
壳核	747±33	71±4
尾状核	822±16	76±4
丘脑	703±34	75±4
皮质灰质	871±73	87±2
胼胝体	509±39	69±8
半卵圆中心白质	515±27	74±5
内囊	559±18	67±7
脑脊液(侧脑室)	190±353	250±3

T_2 弛豫即横向弛豫,在此过程中不存在能量从氢原子核向周围晶格中的转移,但激励氢核与静息氢核之间彼此交换能量,也就是说,处于静息状态的氢核吸收了激励氢核释放的能量。横向磁化矢量丧失的速率决定着 T_2 弛豫时间的长短。横向磁化矢量之所以丧失,是由于氢核之间相互作用使其磁动量丧失了位相上的一致性。在一个理想的均匀磁场中,所有氢核的进动频率应当相同并

保持位相的一致性。但外加静磁场都不够均匀，人体组织的固有晶格小磁场也不够均一，这就导致了磁场的不均匀性，后者使氢核以略有差异的速率进动，共振频率的差异会越来越大，必然引起位相一致性的丧失及横向磁化矢量的丧失。T_2 弛豫时间就是指人体局部小磁场横向磁化矢量丧失所需要的时间，它主要与人体组织的固有小磁场有关。大分子比小分子的 T_2 弛豫快，因为大分子重新定向比较缓慢。结合水（与巨大分子如蛋白质紧密结合）的进动速度接近于 Larmor 共振频率，所以 T_2 弛豫快，但比 Larmor 共振频率慢得多的巨大分子其 T_1 弛豫慢。与 T_1 相比 T_2 对外磁场的大小不那么敏感。在生物组织中，T_2 的波动范围为50～100 毫秒。游离水的 T_2 值比结合水长得多，病灶处 T_2 值延长显然与游离水/结合水比率增大有关，肿瘤、梗死、炎症及其水肿区内游离水比例高，所以呈长 T_2 高信号。

如果不检测自由感应衰减，可以另外观测“自旋回波”。众所周知，在一个90°脉冲之后一定的时间（T_2）内，MR 信号应衰减殆尽，这段时间即所谓自旋-自旋弛豫时间，或称为横向弛豫时间。但实际上横向磁化矢量的衰减速度比自由感应衰减速度快得多，即 T_2* 值比 T_2 值短得多，T_2* 就是所谓的实际横向弛豫时间。造成横向弛豫速度加快的主要原因是外加静磁场的空间不均匀性。由于静磁场场强在空间上不太均匀，人体不同部位的氢质子实际上是在略有差异的不同的场强条件下自旋，其进动频率自然也会略有差异。这样一来，必然加速自旋氢质子丧失其位相上的一致性，因而横向磁化矢量的实际缩短速度比单纯的 T_2 弛豫速度要快。迄今尚未制造出理想的完全均匀的静磁场，为了克服磁场空间不均匀性带来的弊端，物理学家在 MR 技术中创用了 180°RF 脉冲。在 90°脉冲后一定时间内（t），再施加一个 180°RF 脉冲，在 t(ms)后（即所需时间 t＝90°脉冲后 2t）可以重建位相的一致性（重聚焦），这样一来，因静磁场空间不均匀而失去位相一致性的核，又回到彼此一致的位相上，并能从这一过程中记录下 MR 信号，故称为回波。2t 也称为回波延迟时间（TE）。

为了更好地理解这一物理过程，可以参看图 4-14。A 代表 90°脉冲后即刻的横向磁化矢量（$t_1=0$），B 代表 $t_1=t$ 时的横向磁化矢量。此时该矢量已进动了许多圈，并呈扇形散开于不同的方位上，有的进动快（F），有的进动慢（S），此时围绕着 Y 轴施加一个 180°RF 脉冲，企图将脱离位相一致性的各个横向磁化矢量驱赶到镜面像的位置上，这样一来进动快的横向磁化矢量 F 又回过头去尾随进动慢的横向磁化矢量 S，向相反的方向进动。显然，再经过 t(ms)那些自旋进动快的氢质子（F）会追上那些自旋进动慢的氢质子，同时回返到 90°脉冲后一致的位相上(C),这是人为创造的一个“自旋回波”(SE)。从 90°脉冲开始至回波完成之间的时间间隔就是所谓的“回波时间”(TE)。

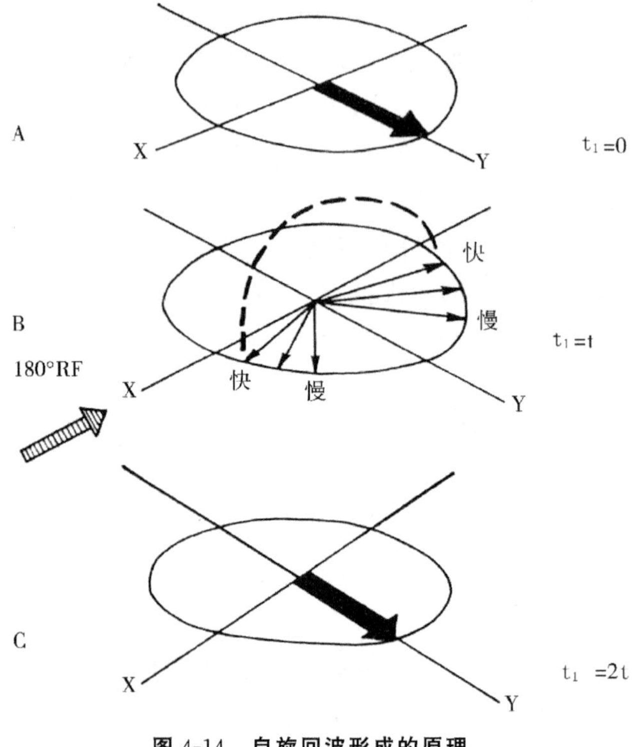

图 4-14 自旋回波形成的原理

自旋回波形成的过程像一场别出心裁的赛马。$t_1=0$ 相当于比赛开始,所有的参赛马都排列在起跑线上。比赛开始后 $t_1=t$,每匹马按自己的速度拉开了距离,快马(F)跑得远,慢马(S)跑得近。此时一声回跑令,马匹均按原速回返,$t_1=2t$ 时快马慢马几乎同时回到起跑线。

第二节 MR 成像的适应证与禁忌证

MR 扫描主要使用强磁场与 RF 脉冲,目前使用的磁场强度为 0.15～2.0 T,相当于1 500～20 000 Gauss。使用强磁场的目的是使人体组织内的原子核磁化。使用 RF 脉冲的目的是给予磁化的原子核一定的电磁能。人体原子核接受了电磁

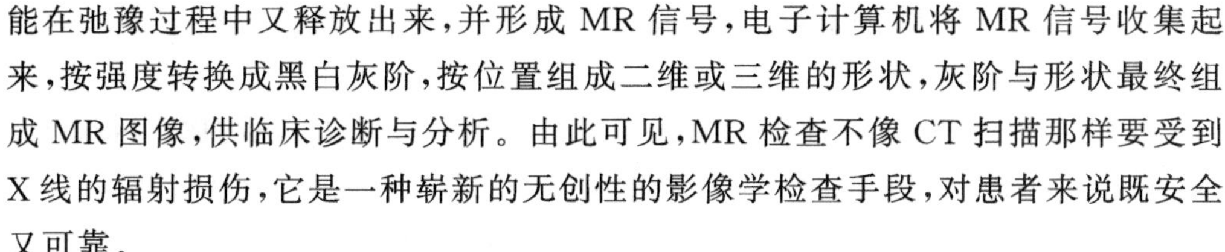

能在弛豫过程中又释放出来，并形成 MR 信号，电子计算机将 MR 信号收集起来，按强度转换成黑白灰阶，按位置组成二维或三维的形状，灰阶与形状最终组成 MR 图像，供临床诊断与分析。由此可见，MR 检查不像 CT 扫描那样要受到 X 线的辐射损伤，它是一种崭新的无创性的影像学检查手段，对患者来说既安全又可靠。

一、患者受检前的准备

在进入强磁场检查室之前，医师应对患者做适当的解释工作，以消除其思想顾虑。

(1)详细询问现病史与既往史，结合申请单上临床医师查出的症状、体征、实验室检查及拟诊，确定扫描部位及层面选择，以便查出病变的部位、范围与性质。

(2)询问并检查患者是否有心脏起搏器、神经刺激器、人工心脏瓣膜、眼球异物及动脉瘤夹，发现带有这些物品者，不要进行检查。

(3)进入检查室以前取下患者身上的一切金属物品，如假牙、发卡、戒指、耳环、钥匙、钢笔、手表、硬币等，这些物体会造成金属伪影，影响成像质量。信用卡、磁盘、磁带也应取下，否则会发生去磁损坏。检查眼部前应洗掉眼影等化妆品，检查盆腔应取出女性卫生巾及避孕环，否则也会因伪影而影响诊断。

(4)幼儿、烦躁不安及幽闭恐惧症患者应给予适量镇静药，如水合氯醛、地西泮等。

(5)使患者尽量舒适地平卧在检查台上，盖上棉毯以保持温暖。

(6)预先向患者解释检查过程中的一些现象，如梯度场启动会有噪声，使患者能安心静卧，平稳呼吸，如有不适可用对讲机与医师交谈。

(7)中风、脑瘤伴颅内高压者应先采取降颅内压措施，否则患者仰卧会因喷射性呕吐而造成窒息与吸入性肺炎。由于检查时间较长，为预防意外，可侧卧位扫描。

二、安全性问题

由于 MR 采用强磁场，在使用过程中需特别注意以下几个问题。

(1)医用 MR 扫描仪的场强均在 2.0 T 以下，对人体并无有害的生物学效应。虽然梯度磁场引起的场强变化可使受激励组织发生生物电流感应，但电流强度十分微弱，远远低于能够刺激心脏、神经细胞与肌肉纤维所需要的强度。目前认为，外磁场强度应限制在 2.0 T 以下，启动梯度磁场应限制在 3.0 T/s 以下，RF 脉冲的功率应限制在 0.4 W/kg 以下。

(2)即使微弱的磁场也足以造成心脏起搏器及神经刺激器失灵，因此带有上述装置者禁止进入 MR 室。

(3)在强磁场内的 RF 脉冲可使受检组织与置入体内的金属物体温度轻微上升。较大的金属物，如人工髋关节与哈氏棒，具有导电性，温度可上升 1～2 ℃。

(4)动脉瘤夹含镍量较高，在强磁场中会产生较大的扭矩，有导致动脉瘤破裂的危险。

(5)迄今尚未发现医用 MR 设备引起人体基因的变异或婴儿发育障碍，但检查妊娠期女性应十分慎重，一定要做 MR 者，应尽量减少 RF 次数及发射时间。

(6)心电监护仪、人工呼吸机、心脏起搏器等抢救设备不能进入强磁场的检查室，因此危重患者应避免在抢救期受检。

(7)超导型 MR 扫描仪采用液氦与液氮制冷，密封管道一旦漏气，氦气上升，氮气下沉，使正常空气层逐渐变窄，影响患者的氧供，应随时注意检查。

三、中枢神经系统 MR 检查的适应证

中枢神经系统位置固定，不受呼吸、心跳、胃肠蠕动及大血管搏动的影响，运动伪影很少，而 MR 又无骨质伪影的干扰，所以 MR 对脑与脊髓病变的效果最佳。总起来说，中枢神经系统的器质性病变往往都有相应的 MR 特征，有的表现为形态学改变，有的表现为信号异常，有的形态与信号均有改变，结合病史、临床改变与化验检查，大多数病例可以作出定位与定性诊断。

(一)脑血管病变

(1)缺血性中风如动脉粥样硬化性脑梗死、腔隙性脑梗死、分水岭脑梗死等，MR 均比 CT 敏感而特异。MR 对显示出血性梗死有独特的价值。

(2)出血性中风如大灶性脑出血、小灶性脑出血、脑叶出血、蛛网膜下腔出血、硬膜外血肿、硬膜下血肿等，MR 均可显示。在高场强条件下，MR 能显示血肿内含氧血红蛋白、脱氧血红蛋白、正铁血红蛋白、含铁血黄素等改变，能将血肿进行准确的分期诊断。

(3)双重性中风，即既有脑出血，又有脑梗死，在 MR 上显示得最清楚。

(4)脑动脉瘤、动静脉畸形均表现为流空血管影。MR 能显示数字减影血管造影与 CT 均不显影的隐性血管畸形，尤其是海绵状血管瘤。

(5)静脉窦血栓形成在 MR 上可以确诊。

(二)感染与炎症

各种细菌、病毒，真菌性脑炎与脑膜炎，结核性脑膜炎与肉芽肿在 MR 上均

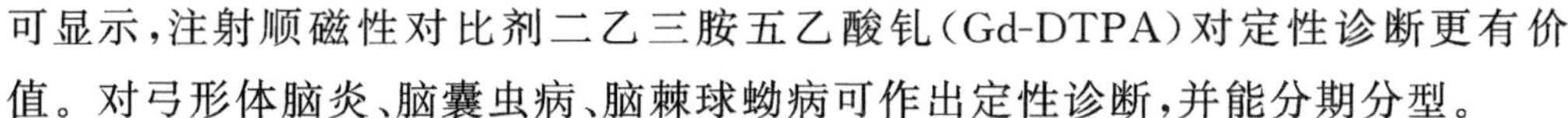

可显示，注射顺磁性对比剂二乙三胺五乙酸钆(Gd-DTPA)对定性诊断更有价值。对弓形体脑炎、脑囊虫病、脑棘球蚴病可作出定性诊断，并能分期分型。

(三)脑部退行性病变

MR 显示皮质性、髓质性、弥漫性脑萎缩优于 CT。MR 能诊断原发性小脑萎缩与橄榄体脑桥小脑萎缩。MR 能显示动脉硬化性皮质下脑病、阿尔茨海默病、尼曼-皮克病、亨廷顿病、肝豆状核变性、亚急性坏死性脑脊髓病、一氧化碳中毒、霉变甘蔗中毒、甲状旁腺功能减退。MR 能显示帕金森综合征、Shy-Drager 综合征、运动神经元病的异常铁沉积。

(四)脑白质病变

MR 对诊断多发性硬化、视神经脊髓炎、Balo 病同心圆性硬化、弥漫性硬化有重要价值。MR 可确诊异染性脑白质营养不良、肾上腺脑白质营养不良等髓鞘发育障碍。

(五)颅脑肿瘤

脑瘤在 MR 上有形态学与异常信号两种改变，除占位效应外，多数脑瘤呈长 T_1 与长 T_2 信号。脂肪瘤与含甘油三酯的胆脂瘤、畸胎瘤内有特征性的短 T_1 高信号。恶性黑色素瘤有特征性的短 T_1、短 T_2 信号。MR 显示肿瘤内出血尤为敏感。注射 Gd-DTPA 可分辨胶质瘤的恶性程度，并能分辨瘤组织与水肿区。

(六)颅脑外伤

脑挫裂伤内的软化坏死与出血灶在 MR 上泾渭分明。外伤性脑内血肿、蛛网膜下腔出血、硬膜外或硬膜下血肿在 MR 上显影清晰且持续时间长。

(七)脑室与蛛网膜下腔病变

MR 能显示室间孔与中脑导水管，因而易于分辨梗阻性或交通性脑积水。MR 对蛛网膜囊肿、室管膜囊肿、脑室内肿瘤、脑室内囊虫、蛛网膜下腔囊虫等均很敏感。

(八)颅脑先天性发育畸形

MR 是显示发育畸形最敏感而准确的方法，如大脑或小脑发育不良、脑灰质异位症、胼胝体发育不良、神经管闭合障碍、Dandy-Walker 综合征、Chiari 畸形、结节性硬化、神经纤维瘤病等。

(九)脊髓与脊椎病变

从矢状面、轴面与冠状面上直接显示脊髓与脊椎(包括椎间盘)是 MR 的突出贡献。脊椎骨折、椎间盘损伤与脊髓受累的关系在 MR 上一目了然。MR 能对颈椎病进行分期与分型诊断。MR 显示椎管狭窄、腰椎间盘病变、脊髓结核与转移瘤相当清楚。MR 直接显示脊髓空洞、脊髓动静脉畸形、髓内出血、硬膜下或硬膜外血肿、蛛网膜囊肿均很清晰。MR 显示髓内与髓外肿瘤均优于 CT,还可显示肿瘤性脊髓空洞、瘤内出血与囊变,增强 MR 可显示肿瘤侵犯的具体范围。

四、体部 MR 检查的适应证

MR 对软组织的分辨率明显优于 CT,能直接显示血管结构,能显示铁质等顺磁性物质,能分辨脂质与含水组织,这是它在体部脏器与骨骼关节肌肉系统得以推广应用的基本优势。附加呼吸门控与心脏门控技术使 MR 可以检查肺脏与心脏,并提高腹部脏器的分辨率。但 MR 扫描时间长,检查腹部脏器时胃肠运动伪影造成的干扰较大。为提高肺脏与心脏的分辨率,需加用较为复杂的门控技术以抑制运动伪影。因而腹部 MR 扫描在某些方面并不比 CT 扫描优越。

(一)五官与颈部病变

由于 MR 的软组织分辨率高,可进行矢、冠、轴多方位扫描,又无骨质伪影的干扰,在检查眼部、鼻窦、内耳、鼻、咽、喉与颈部病变方面比 CT 优越;但在显示上述部位的骨质受累方面不如 CT。

(二)肺与纵隔病变

肺与纵隔的 MR 检查需加呼吸与心脏门控。由于 MR 可行冠状与矢状面扫描,因而具备了常规X 线的优点。由于 MR 可行轴面扫描,因而具备了 CT 扫描的优点。像 CT 一样,MR 擅长显示肺与纵隔内的肿瘤与淋巴结肿大,MR 还可直接分辨纵隔内的大血管与淋巴结。肺内炎症、结核、纤维化、肺大疱、胸腔积液、支气管扩张症等病变,在 MR 上均可显示。

(三)心脏与大血管病变

心脏与大血管 MR 检查需加心电门控。由于快速流空效应,心腔与大血管均呈无信号黑影,其内的肿瘤呈软组织影,其内的血栓呈正铁血红蛋白独特的高信号。MR 可直接显示主动脉瘤、主动脉夹层动脉瘤等大血管病变。MR 能直接显示肥厚性心肌病、充血性心肌病、缩窄性心肌病、心包积液及室壁瘤。急性与慢性心肌梗死区呈长 T_1 与长 T_2 异常信号。MR 能显示风湿性心脏病瓣膜改变,并能显示前负荷与后负荷增加所致的继发性改变。对各种先天性心脏病变

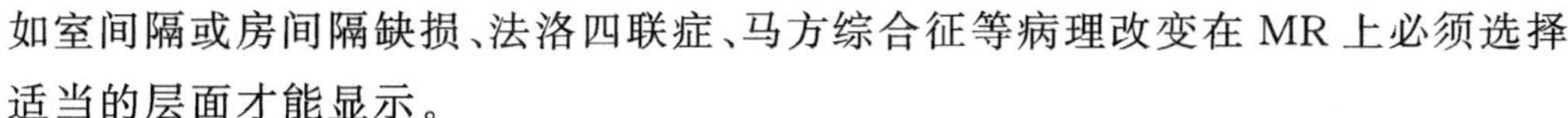

如室间隔或房间隔缺损、法洛四联症、马方综合征等病理改变在MR上必须选择适当的层面才能显示。

(四)肝胆系统病变

MR能诊断肝囊肿、肝海绵状血管瘤、肝癌、肝转移癌。MR对鉴别海绵状血管瘤与肝癌(包括转移癌)有特别重要的价值,少数CT增强动态扫描难以确诊的海绵状血管瘤在MR T_2加权像上可以与肝癌明确的加以鉴别。MR诊断肝硬化可以借用CT的标准,但MR可以直接显示食管与胃的静脉曲张。MR在显示急性肝炎方面优于CT,但诊断脂肪肝却不如CT,因为脂肪肝内脂肪成分与含水成分的化学位移信号相互抵消,反而使信号变化减弱。

MR诊断急、慢性胆囊炎可以借用CT的诊断标准,T_1加权像与CT所见雷同。MR可鉴定胆囊浓缩胆汁的能力,有助于鉴别急性与慢性胆囊炎。MR显示胆囊癌与CT类似。MR诊断胆石症不如CT敏感,CT上胆石呈高密度,而MR上胆石呈低信号。

MR显示梗阻性黄疸的作用与CT相同,也能区分梗阻的部位,从而区分低位梗阻性黄疸与高位梗阻性黄疸。胆道扩张在CT上呈低密度,在MR上呈长T_1、长T_2异常信号。对肝内胆管扩张MR优于CT,因为CT上扩张的胆管与肝内静脉呈低密度,而在MR上肝内静脉呈流空低信号,而淤滞的胆管呈长T_1、长T_2信号。

(五)胰脏病变

胰脏是MR检查中比较薄弱的环节,由于MR扫描时间长,胃肠蠕动伪影的干扰较大。胰脏周围为脂肪,其后有大血管,其前有含气肠腔,因而化学位移伪影的干扰也比较大。MR可以沿袭CT的标准显示胰腺癌、胰岛细胞瘤、急性胰腺炎、慢性胰腺炎与胰腺假性囊肿,但并不比CT的影像清晰。

(六)肾脏与泌尿系统病变

肾脏周围为脂肪,后者呈短T_1高信号。肾脏为含水脏器,在与脂肪的交界面上因化学位移伪影,可勾画出肾脏的轮廓,在冠状面上尤其清晰。MR可以显示肾脏的肿瘤、囊肿、肾盂积水等CT可以显示的病变。MR显示输尿管与膀胱病变与CT类似,但显示结石并不优于CT。

(七)盆腔病变

MR显示男性盆腔与女性盆腔病变均略优于CT,因盆腔脏器不受运动伪影的干扰,MR又能直接区分流空的血管与肿大的淋巴结,因而盆腔肿瘤、炎症均显影清晰。

(八)关节肌肉病变

MR显示关节肌肉系统的病变明显优于CT,对关节软骨与韧带损伤的显示更为其他影像学检查所无法比拟,因此关节肌肉病变的MR检查日益普及。

五、MR检查的禁忌证

MR采用高场强扫描成像,为防止发生意外,下列情况应视为禁忌证:①带有心脏起搏器及神经刺激器者;②曾做过动脉瘤手术及颅内带有动脉瘤夹者;③曾做过心脏手术,并带有人工心脏瓣膜者;④有眼球内金属异物或内耳置入金属假体者。

下述情况检查时应慎重对待:①体内有各种金属置入物的患者;②妊娠期女性;③危重患者需要使用生命支持系统者;④癫痫患者;⑤幽闭恐惧症患者。

第五章

骨与关节疾病的X线诊断

第一节　慢性骨关节病

一、类风湿关节炎

（一）病理

滑膜充血、水肿和炎症细胞浸润；关节内渗出液增多；滑膜逐渐增厚，表面形成血管翳。关节软骨及软骨下骨质被破坏，形成纤维性强直或骨性强直。

（二）X线表现

（1）关节周围软组织肿胀。

（2）关节邻近骨质疏松。

（3）关节边缘侵蚀及软骨下囊性变。

（4）关节间隙变窄。

（5）关节畸形和强直。

二、强直性脊柱炎

（一）病理

滑膜炎症和血管翳可造成关节软骨和软骨下骨质破坏，脊柱韧带、关节突、关节囊及椎间盘发生广泛钙化、骨化，呈“竹节”状脊柱。

（二）X线表现

1.骶髂关节的改变

病变首先侵犯骶髂关节，双侧对称性受累为其特征，是诊断的主要依据。开始骶髂关节面模糊，继而出现虫蚀样破坏，骨质增生硬化，关节间隙变窄，最后骨性融合。

2.脊柱的改变

病变常由脊椎下部开始，向上逐渐累及全部脊柱。早期骨质疏松。之后脊椎小关节面模糊，关节间隙消失。椎体前缘的凹面变直呈“方形椎”。由于椎间盘纤维环连同椎旁韧带的广泛钙化、骨化，使脊柱成为“竹节状”。

3.周围关节的改变

周围关节的改变表现为关节间隙变窄、关节面侵蚀、关节面下囊性变、骨赘增生及骨性强直。

三、退行性骨关节病

X 线表现有以下几种。

(1)关节间隙狭窄。

(2)关节软骨下硬化及假囊肿：关节软骨下广泛密度增高。囊变表现为圆形、类圆形透亮区，边缘清楚，常有硬化边。

(3)关节腔内游离体。

(4)脊柱退行性变：脊柱生理曲度变直、侧弯。椎间隙变窄，椎体终板骨质增生硬化，边缘骨赘增生，重者可连成骨桥。颈椎椎体后缘、椎小关节及钩椎关节(Luschka 关节)增生变锐压迫和刺激颈丛神经根、脊髓、颈动脉及交感神经等组织而产生一系列临床症状，称为颈椎病。

第二节　骨与关节创伤

一、骨折

骨折是指骨结构连续性和完整性的中断。儿童骨骺分离亦属骨折。

(一)骨折的基本 X 线表现

骨折的断端多表现为边缘锐利而不规则的透亮裂隙，称为骨折线；嵌入性或压缩性骨折断端多呈高密度致密带；儿童青枝骨折表现为骨小梁扭曲或骨皮质部分断裂；骨骺分离表现为骺线增宽，骨骺与干骺端对位异常。

(二)骨折的类型

骨折可分为创伤性骨折、病理性骨折和疲劳性骨折。

1.创伤性骨折

创伤性骨折即直接或间接暴力引起正常骨的骨折。根据骨折的程度分为完全性骨折和不完全性骨折;还可根据骨折的时间分为新鲜骨折和陈旧性骨折。

2.病理性骨折

在已有的骨病基础上发生的骨折称病理性骨折。

X线上除有骨折征象外,还具有原有病变引起的骨质改变。

3.疲劳性骨折

长期、反复的外力作用于骨的某一部位,可逐渐发生慢性骨折,称为疲劳性骨折或应力骨折。好发部位为跖骨、胫腓骨。

X线显示骨折线光滑整齐,多发生于一侧骨皮质而不贯穿整个骨干。骨折周围有骨膜反应、皮质增厚、髓腔硬化。

(三)骨折的愈合

1.肉芽组织修复期

骨折后数小时,骨折端及周围软组织出血并形成血肿。在骨折后2～3天,新生的毛细血管侵入血肿,开始机化,形成纤维性骨痂,在此基础上,成骨细胞活动形成大量的骨样组织,即骨样骨痂。

X线表现为骨折线仍清晰可见并稍增宽,但不似新鲜骨折线锐利。

2.骨痂形成期

骨折1～2周,骨样组织逐渐骨化,形成骨性骨痂。此期骨折断端密度较高,骨折线模糊,断端周围有致密的、无定形的骨质。

3.骨性愈合期

骨性骨痂逐渐缩小增浓,骨小梁逐渐增加,骨髓腔为骨痂所堵塞。骨折断端间形成骨性联合。

X线表现为骨痂体积变小、致密、边缘清楚,骨折线消失,断端间有骨小梁通过。骨性愈合期在骨折后3～12个月。

4.塑形期

在肢体负重运动后,骨小梁重新按受力线方向排列。不需要的骨痂通过破骨细胞而吸收,骨痂不足的部位则经骨膜化骨而增生填补。最后骨折的痕迹完全或接近完全消失,恢复原来的骨形态。完成塑形在儿童中需1～2年,在成人中则需2～4年。

(四)骨折的并发症和后遗症

1.延迟愈合或不愈合

骨折超过正常愈合时间仍未愈合，但未达到不愈合的程度称延迟愈合，经适当处理后仍有愈合的可能。X线表现为骨折线增宽，骨痂量少，骨折端骨质明显疏松。

骨折已半年以上，骨折断端仍有异常活动，X线表现为骨断端吸收、萎缩、变细，局部硬化、光滑，即为骨不愈合。骨折间隙明显增宽，有假关节形成。

2.外伤后骨质疏松

外伤后骨质疏松可引起失用性骨质疏松；而骨质疏松可以延缓骨折的愈合。

X线表现为骨密度减低，皮质变薄，骨小梁减少。严重骨折远端骨萎缩。

3.缺血性骨坏死

骨折时由于骨营养血管断裂，没有建立有效的侧支循环，致断骨一端的血液供应障碍，而发生缺血性坏死。

X线表现为坏死骨的密度增高，周围正常骨组织相对疏松。

4.创伤性关节炎

骨折累及关节时，损伤并破坏关节软骨和软骨下骨质，形成创伤性关节炎。

X线表现为关节间隙变窄，关节面增生硬化，边缘骨赘形成，周围韧带骨化等。

5.骨化性肌炎

骨创伤常伴骨膜撕脱剥离、肌腱韧带损伤、骨膜下血肿，在此基础上可形成钙化或骨化。

X线表现为骨的附近或软组织中出现不规则条片状致密影，数目和大小不一。

6.骨畸形

骨断端复位不佳，可造成畸形愈合。

7.血管、神经损伤

骨创伤常伴有邻近的血管和神经的损伤。如颅骨骨折容易损伤颅内动脉，造成颅内血肿。肱骨髁上骨折可造成肱动脉和正中神经损伤等。

(五)常见的几种骨折

1.柯利斯(Colles)骨折

柯利斯骨折是指桡骨远端，距离远侧关节面2～3 cm内的骨折。骨折远端向背侧移位和向掌侧成角，桡骨前倾角减小或成负角，使手呈银叉状畸形，常伴有尺、桡骨远端关节脱位及尺骨茎突骨折。与柯利斯骨折的作用力相反，跌倒时手腕掌屈、手背触地，使骨折远端向掌侧移位和向背侧成角，称史密斯(Smith)骨折或反柯利斯骨折。

2.股骨颈骨折

(1)内收型(错位型、不稳定型)。

(2)外展型(嵌入型、稳定型)，该型较少见。

3.踝部骨折

骨折形态常为斜形或撕脱骨折，强大暴力可造成粉碎性骨折，骨折线可通过关节或并发踝关节半脱位。

4.脊柱骨折

脊柱骨折表现为椎体呈楔状变形，前缘皮质断裂、凹陷或凸出，椎体中央因骨小梁相互压缩而出现横行致密线，有时在椎体前上角可见分离的碎骨片。

二、关节脱位

(1)肩关节脱位。

(2)肘关节脱位。

(3)髋关节脱位：①后脱位，最常见。X线正位片显示股骨头脱出髋臼之外，股骨头上移与髋臼上部重叠。②前脱位，较少见。X线正位片示股骨头下移于髋臼下方对向闭孔，与坐骨结节重叠。

第三节 骨与关节化脓性感染

一、化脓性骨髓炎

化脓性骨髓炎是骨髓、骨和骨膜的化脓性炎症。

(一)急性化脓性骨髓炎

致病菌经骨营养血管进入骨髓腔，表现为充血、水肿、中性粒细胞浸润、骨质破坏，脓肿形成。骨干失去来自骨膜的血液供应而形成死骨。

X线表现：①软组织肿胀；②骨质破坏；③骨膜增生；④死骨。

(二)慢性化脓性骨髓炎

急性化脓性骨髓炎如果治疗不及时可转变为慢性,其特征为排脓窦道经久不愈,反复发作。

X 线表现:广泛的骨质增生及硬化,骨髓腔变窄或闭塞。在增生硬化的骨质中可见残存的破坏区,其中可有大小不等的死骨。

二、化脓性关节炎

病变初期为滑膜充血、水肿,关节腔内积液,引起关节面破坏和关节间隙狭窄,关节面的破坏愈合时发生纤维性强直或骨性强直。

X 线表现:早期关节周围软组织肿胀,关节囊增大,关节间隙增宽。局部骨质疏松。骨质破坏以关节承重部位出现早而明显。晚期可出现骨性强直或纤维性强直。

第四节　骨与关节肿瘤

骨与关节肿瘤分类方法较多,可以分为原发性肿瘤与继发性肿瘤、良性肿瘤与恶性肿瘤。

一、X 线表现

(一)发病部位

不同的肿瘤有其一定的好发部位。

(二)病变数目

原发性骨肿瘤多为单发,而骨髓瘤和转移性骨肿瘤常为多发。

(三)骨质变化

骨质破坏;肿瘤骨形成。

(四)骨膜增生

骨膜增生呈平行状、花边状、葱皮状、放射状及三角状等。肿瘤向骨外发展时,肿瘤突破处骨膜遭破坏,其残端呈三角形,称 Codman 三角。

(五)周围软组织变化

软组织密度增高,内可有瘤骨及瘤软骨,亦可有不规则钙化或不连续的壳状钙化。

二、良、恶性骨肿瘤的鉴别

(一)生长情况

1.良性

生长缓慢,不侵及邻近组织,但可引起邻近组织压迫移位;无转移。

2.恶性

生长迅速,易侵及邻近组织、器官;可有转移。

(二)局部骨质变化

1.良性

局部骨质变化呈膨胀性骨质破坏,与正常骨界限清晰,边缘锐利,骨皮质变薄、膨胀,保持其连续性。

2.恶性

局部骨质变化呈浸润性骨破坏,病变区与正常骨界限模糊,边缘不整。

(三)骨膜增生

1.良性

一般无骨膜增生,病理骨折后可有少量骨膜增生,并不被破坏。

2.恶性

可出现不同形式的骨膜增生,并可被肿瘤侵犯破坏。

(四)周围软组织变化

1.良性

多无肿胀或肿块影,如有肿块,其边缘清楚。

2.恶性

常有软组织肿块,与周围组织分界不清,其内可见钙化或瘤骨。

第六章

腹部疾病的CT诊断

第一节　肝脏疾病

一、肝囊肿

(一)病理和临床概述

肝囊肿是比较常见的良性疾病，根据发病原因不同，可将其分为非寄生虫性和寄生虫性肝囊肿。非寄生虫性肝囊肿又分为先天性和后天性肝囊肿(如创伤、炎症性和肿瘤性，又称为假性囊肿)。以先天性肝囊肿最常见，先天性起源于肝内迷走的胆管或因肝内胆管和淋巴管在胚胎期发育障碍所致。可单发或多发，肝内两个以上囊肿者称为多发性肝囊肿。有些病例两肝散在大小不等的囊肿，又称为多囊肝，通常并存有肾、胰腺、脾、卵巢及肺等部位囊肿。本节主要讨论先天性肝囊肿表现。临床一般无表现，巨大囊肿可压迫肝和邻近脏器产生相应症状(图 6-1)。

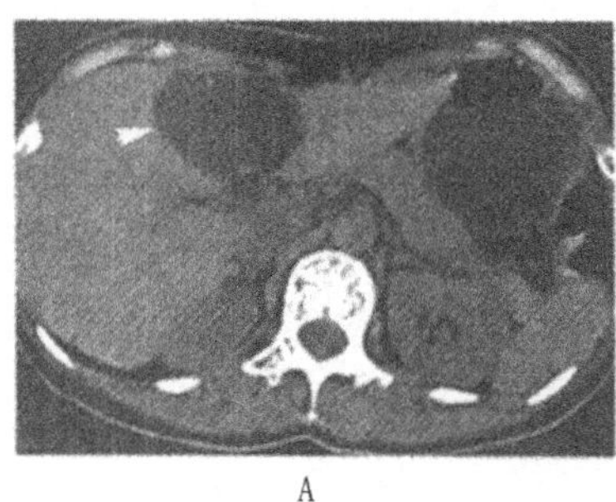

A

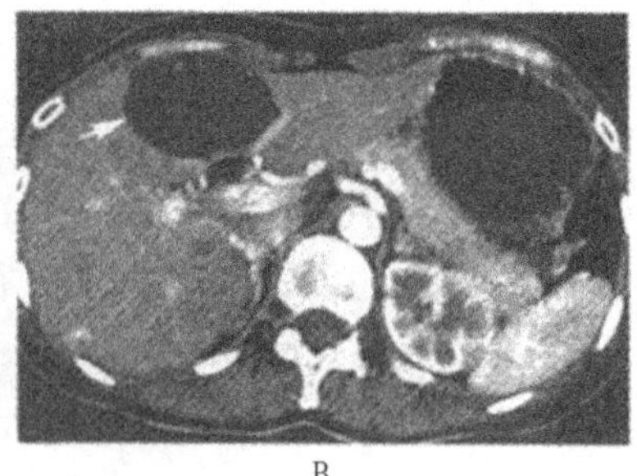

B

图 6-1　肝囊肿

A.CT 平扫可见左侧肝叶呈低密度囊性改变，张力较高；B. CT 增强扫描可见左侧肝叶囊性病变，未见强化

(二)诊断要点

CT 上表现为单个或多个、圆形或椭圆形、密度均匀、边缘光滑的低密度区，CT 值接近于水。合并出血或感染时密度可以增高。增强后囊肿不强化。

(三)鉴别诊断

囊性转移瘤;肝棘球蚴囊肿;肝囊肿无强化,密度均匀可鉴别。

(四)特别提示

肝囊肿的诊断和随访应首选 B 超,其敏感度和特异性高。对于疑难病例,可选用 CT 或 MR。其中 MR 对小囊肿的准确率最高,CT 因部分容积效应有时不易区分囊性或实质性。

二、肝内胆管结石

(一)病理和临床概述

我国肝内胆管结石发病率约为 16.1%,几乎全是胆红素钙石,由胆红素、胆固醇、脂肪酸与钙盐组成。可为双侧肝内胆管结石,也可限于左肝或右肝,或左肝内胆管。肝内胆管结石的形成与细菌感染、胆汁滞留有关。肝内胆管结石与肝内胆管狭窄、扩张并存较多见。因此有胆汁的滞留。狭窄于两侧肝管均可见到,以左侧多见,也可见于肝门左、右肝管汇合部。主要临床表现:患者疼痛不明显,发热、寒战明显,周期性发作;放射至下胸部、右肩胛下方;黄疸;多发肝内胆管结石者易发生胆管炎,急性发作后恢复较慢;肝大、肝区叩击痛;多发肝内胆管结石者,多伴有低蛋白血症及明显贫血;肝内胆管结石广泛存在者,后期出现肝硬化、门静脉高压。

(二)诊断要点

(1)单纯肝内胆管结石或伴肝外胆管结石、胆囊结石,按结石成分 CT 表现可分为 5 种类型:高密度结石、略高密度结石、等密度结石、低密度结石、环状结石。胆石的 CT 表现与其成分有关,所以 CT 可以提示结石的类型。肝内胆管结石主要 CT 表现为管状、不规则高密度影,典型者在胆管内形成铸型结石,密度与胆汁相比,为等密度到高密度,以高密度多见。结石位于远端较小分支时,肝内胆管扩张不明显;结石位于肝内较大胆管者,远端小分支扩张。

(2)肝内胆管结石伴感染:肝内胆管结石可以伴感染,主要有胆管炎、胆管周围脓肿形成等,CT 表现为胆管壁增厚,有强化;胆管周围脓肿,CT 可以表现为胆管周围片状低密度影或呈环形强化及延迟强化等表现。

(3)肝内胆管结石伴胆管狭窄,CT 可以显示结石情况及逐渐变细的胆管形态。

(4)肝内胆管结石伴胆管细胞癌,CT 增强扫描可以在显示肝内胆管结石及扩张胆管的同时,对肿块的位置、大小、形态及其周围肝实质侵犯情况作出精确分析,动态增强扫描有特异性的表现。依表现分两型,即肝门型和周围型。肝门型的主要表现:占位近侧胆管扩张,70%以上可显示肿块,呈中度强化;局限于腔内的小结节时,可以显示胆管壁增厚和强化,腔内软组织影和显示中断的胆管;动态增强扫描其强化方式呈延迟强化,具有较高的特异性。周围型病灶一般较大,在平扫和增强扫描中,都表现为低密度,多数病例有轻度到中度强化,以延迟强化为主,常伴有病灶内和(或)周围区域胆管扩张。

(三)鉴别诊断

肝内胆管结石容易明确诊断,主要需要将肝内胆管结石伴间质性肝炎与胆管细胞癌相鉴别。

(四)特别提示

肝内胆管结石的影像学检查一般首选 B 超、CT 和 MR,由于单纯的胆管结石较少,伴有胆管炎、胆管狭窄的居多,所以,MR 胆胰管成像因其可以完整显示胆管系统又成为一项重要的检查项目;但单纯 MR 胆胰管成像对伴有胆管细胞癌或不伴胆管扩张的胆管结石显示效果不佳,CT、MR 及增强扫描的价值重大(图 6-2)。

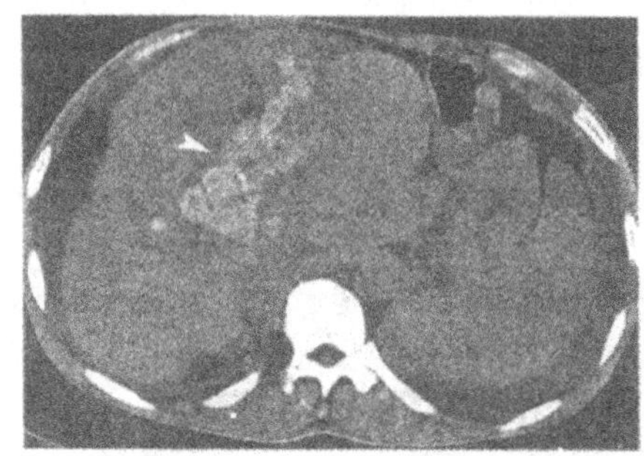

图 6-2 **肝内胆管结石**

CT 显示左肝内胆管内多发结节状高密度灶,肝内胆管扩张,肝脾周围少量积液

三、肝脏挫裂伤

(一)病理和临床概述

肝脏挫裂伤,肝脏由于体积大、肝实质脆性大、包膜薄等特点,在腹部受到外

力撞击时容易产生闭合伤，多由高处坠落、交通意外引起。临床表现为肝区疼痛，严重者失血性休克。

(二)诊断要点

1.肝包膜下血肿

包膜下镰状或新月状等或低密度区，周围肝组织弧形受压。

2.肝实质血肿

肝内圆形、类圆形或星芒状低密度灶。

3.肝撕裂

多条线状低密度影，边缘模糊(图 6-3)。

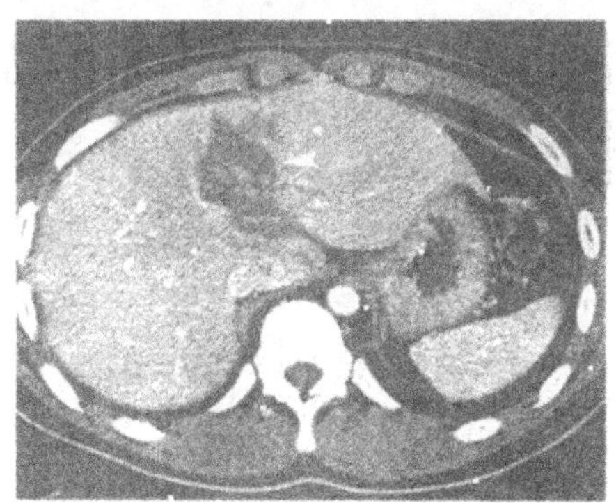

图 6-3 肝挫裂伤

CT 显示肝左叶内片状低密度灶，边缘模糊，增强扫描内部轻度不均质强化

(三)鉴别诊断

结合病史，容易诊断。

(四)特别提示

CT 检查能准确判断肝外伤的部位、范围、肝实质损伤和大血管的关系、腹腔积血的量，为外科决定手术或保守治疗提供重要依据。

四、肝脏炎性病变肝脓肿

(一)病理和临床概述

肝脓肿是肝内常见炎性病变，分细菌性、阿米巴性、真菌性、结核性肝脓肿等，以细菌性、阿米巴性肝脓肿多见。肝脓肿病理改变可分为 3 层结构，中心为组织液化坏死，中间由含胶原纤维的肉芽组织构成，外周为移行区域，为伴有细胞浸润及新生血管的肉芽组织。临床表现为肝大、肝区疼痛、发热及白细胞计数升高等急性感染表现。

(二)诊断要点

平扫肝实质圆形或类圆形低密度病灶,中央为脓腔,密度均匀或不均匀,CT值高于水、低于肝,有时可见积气或液平面。脓腔壁为较高密度环状阴影,急性期可见壁外水肿带,边缘模糊。增强扫描脓肿壁明显环状强化,中央坏死区无强化,典型表现为"双环"征,代表强化脓肿壁及水肿带。

环征和脓肿内积气为肝脓肿的特征性表现(图 6-4)。

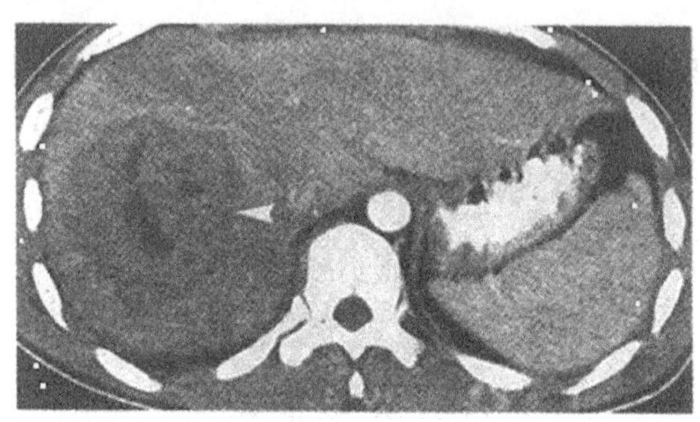

图 6-4 肝脓肿

CT 检查显示肝右叶类圆形混杂密度团块,增强扫描脓肿壁见环状强化,外缘见晕征,中心区域低密度脓腔未见强化

(三)鉴别诊断

肝癌、肝转移瘤,典型病史及"双环"征有助于肝脓肿的诊断。

(四)特别提示

临床起病急、进展快有助于肝脓肿的诊断,不典型病例需随访观察。

五、肝硬化

(一)病理和临床概述

肝硬化是以肝脏广泛纤维结缔组织增生为特征的慢性肝病,正常肝小叶结构被取代,肝细胞坏死、纤维化,肝组织代偿增生形成再生结节,晚期肝脏体积缩小。引起肝硬化的主要原因有乙型肝炎、丙型肝炎、酗酒、胆道疾病、寄生虫等。早期无明显症状,后期可出现腹胀、消化不良、消瘦、贫血、颈静脉曲张、肝脾大、腹水等症状。

(二)诊断要点

(1)肝叶比例失调,肝左叶尾叶常增大,右叶萎缩,肝裂增宽,肝表面凹凸不平，表面呈结节状，晚期肝硬化体积普遍萎缩。

(2)肝脏密度不均匀，肝硬化再生结节为相对高密度，动态增强扫描见强化。

(3)脾大(>5个肋单位)，脾静脉、门静脉扩张及侧支循环建立，出现胃短静脉、胃冠静脉及食管静脉曲张，部分患者见脾肾分流。

(4)腹水：表现为腹腔间隙水样密度灶。少量腹水常积聚于肝、脾周围，大量腹水时肠管受压聚拢，肠壁浸泡水肿(图6-5)。

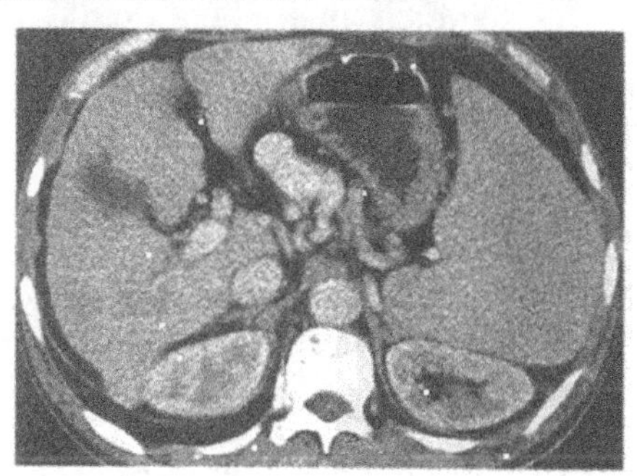

图6-5　肝硬化

CT检查显示肝脏体积缩小，肝叶比例失调，脾大，门静脉扩张伴侧支血管形成

(三)鉴别诊断

弥漫型肝癌：增强扫描动脉期肝内结节明显强化、门静脉癌栓、甲胎蛋白显著升高等征象均有助于肝癌诊断。

(四)特别提示

CT可直观显示肝脏形态和轮廓改变，观察肝密度改变，可初步判断肝硬化程度。同时可全方位显示肝内血管，为经静脉肝内门-体静脉支架分流手术的操作作出指导。

六、脂肪肝

(一)病理和临床概述

脂肪肝为肝内脂类代谢异常，诱发甘油三酯和脂肪酸在肝内聚积、浸润和变性，分局灶性脂肪浸润及弥漫性脂肪浸润两种。常见原因有肥胖、糖尿病、肝硬化、激素治疗及化学治疗后等。临床表现为肝大、高脂血症等症状。

(二)诊断要点

(1)局灶性脂肪浸润：表现为肝叶或肝段局部密度减低，密度低于脾脏，无占位效应，其内见血管纹理分布。

(2)弥漫性脂肪浸润:表现为全肝密度降低,肝内血管异常清晰(图 6-6)。

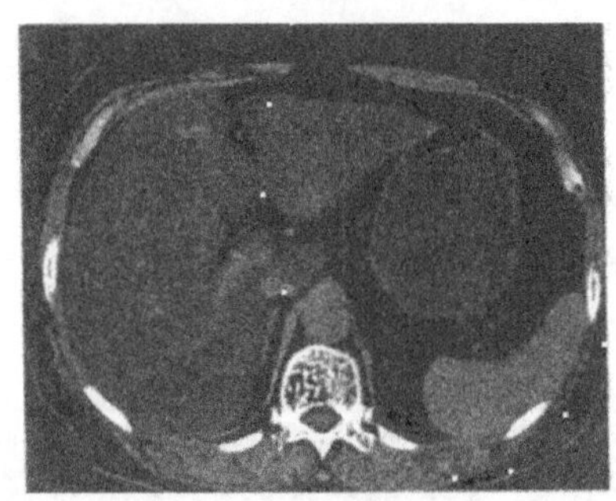

图 6-6　脂肪肝

CT 检查显示肝脏平扫密度均匀性减低,低于脾脏密度,肝内血管纹理异常清晰

(3)常把肝/脾 CT 比值作为脂肪肝治疗后的观察指标。

(三)鉴别诊断

肝癌;血管瘤;肝转移瘤;局限性脂肪肝或弥漫性脂肪肝中残存肝岛有时呈圆形或类圆形,易误诊为肿瘤或其他病变。增强扫描表现、无占位效应、无门静脉阻塞移位征象,可作为鉴别诊断依据。

(四)特别提示

对于肝岛、局灶性脂肪浸润及脂肪肝基础上伴有病变的检查,MRI 具有优势。

七、肝细胞腺瘤

(一)病因、病理及临床概述

肝细胞腺瘤与口服避孕药或合成激素有关,肿瘤由分化良好、形似正常的肝细胞组织构成,无胆管,表面光滑,有完整假包膜。主要见于年轻女性,多无症状,停用避孕药肿块可以缩小或消失。

(二)诊断要点

平扫为圆形低密度块影,边缘锐利。少数为等密度,增强扫描动脉期较明显强化。有时肿瘤周围可见脂肪密度包围环,为该肿瘤特征。

(三)鉴别诊断

1.肝癌

与肝癌相比,肝细胞腺瘤强化较均匀,无结节中结节征象。

2.局灶性结节增生

中央瘢痕为其特征。

3.血管瘤

强化过程呈“早出晚归”表现，可多发。

(四)特别提示

肝细胞腺瘤在CT上与其他实质性肿瘤表现相似，不易作出定性诊断。若有长期口服避孕药史，可供诊断参考。

八、肝脏局灶性结节增生

(一)病因、病理及临床概述

肝脏局灶性结节增生是一种相对少见的肝脏良性富含血供的占位性病变。病变常为单发，易发生于肝包膜下，边界多清晰，但无包膜，其病理表现为实质部分由肝细胞、Kupffer细胞、血管和胆管等组成，肝小叶的正常排列结构消失；肿块内部有放射性纤维瘢痕，瘢痕组织内包含一条或数条供血滋养动脉为其病理特征。临床多见于年轻女性，通常无临床症状。

(二)诊断要点

平扫表现为等密度或略低密度，中央瘢痕为更低密度；动态增强扫描肝脏局灶性结节增生表现基本恒定，表现为动脉期明显均匀强化(中央瘢痕除外)，程度强于肝癌及肝海绵状血管瘤，门静脉期强化程度降低，略高于正常肝组织，中央瘢痕一般延时强化(图6-7)。

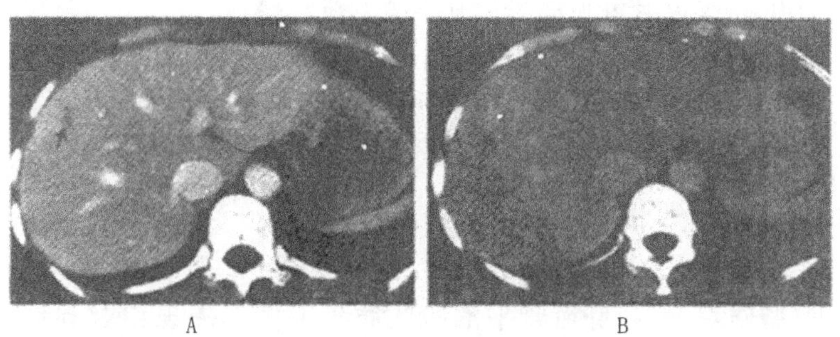

图6-7 肝局灶性结节增生

CT检查显示增强扫描肝右前叶类圆形团块强化，中央星芒瘢痕延迟期强化

(三)鉴别诊断

主要与肝细胞肝癌鉴别，肝脏局灶性结节增生无特殊临床症状，中央瘢痕为其特征。

(四)特别提示

CT可动态反映病灶血供特点,定性能力强。对于不典型者,以放射性核素扫描和MR检查意义大。

九、肝血管平滑肌脂肪瘤

(一)病因、病理及临床概述

肝血管平滑肌脂肪瘤是一种较为少见的肝脏良性间叶性肿瘤,由血管、平滑肌和脂肪3种成分以不同比例组成。随着病理诊断水平的不断提高,近年来对其报道逐渐增多,但由于该瘤的形态学变异多样化,因此大多数病变易误诊为癌、肉瘤或其他间叶性肿瘤。

(二)诊断要点

肝血管平滑肌脂肪瘤病理成分的多样化导致临床准确诊断肝血管平滑肌脂肪瘤存在一定困难。根据3种组织成分的不同比率将肝血管平滑肌脂肪瘤分为4种类型。

1.混合型

各种成分比率基本接近(脂肪占10%~70%)。混合型肝血管平滑肌脂肪瘤是肝血管平滑肌脂肪瘤中常见的一种类型,CT平扫为含有脂肪的混杂密度,各种成分的比率相近,增强扫描动脉期软组织成分有明显强化,多数能持续到门静脉期,病灶中心或边缘可见高密度血管影(图6-8A~B)。

2.平滑肌型

脂肪<10%,根据其形态分为上皮样型、梭形细胞型等。平滑肌型肝血管平滑肌脂肪瘤中脂肪含量<10%,动脉期及门静脉期强化都略高于周围肝组织,但术前准确诊断困难(图6-8C~E)。

3.脂肪型

脂肪型(脂肪≥70%)肝血管平滑肌脂肪瘤影像学表现相对有特征性,脂肪影是其特征性CT表现之一。其他成分的比率相对较少。因此在CT扫描时发现有低密度脂肪占位偏高则怀疑肝血管平滑肌脂肪瘤(图6-8F)。

4.血管型

血管型肝血管平滑肌脂肪瘤诊断依靠动态增强扫描。发现大多数此类的肝血管平滑肌脂肪瘤在注射对比剂后40秒,病灶达到增强峰值,延迟期(>4分钟)病灶仍然强化,强化方式似血管瘤,造成鉴别诊断困难,主要靠病灶内含有脂肪及中心高密度点状血管影加以区分。

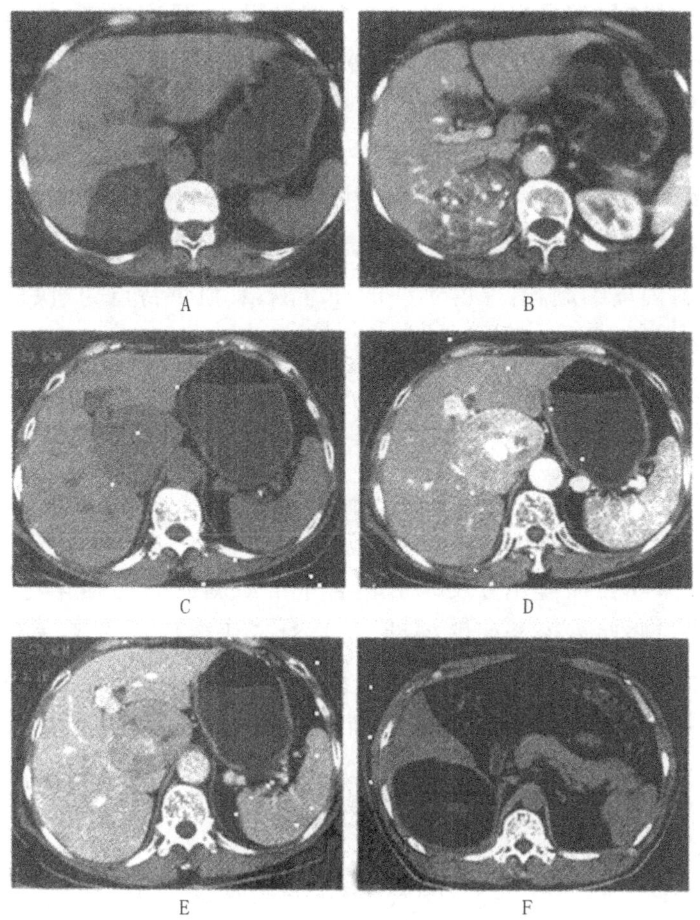

图 6-8　肝血管平滑肌脂肪瘤

A～B.为混合型：可见脂肪低密度及软组织影、增强的血管影；C～E.为上皮样型：实质内未见明显脂肪密度，中央可见粗大畸形的血管影，增强扫描为“快进快出”模式；F.为脂肪型，大部分为脂肪密度

（三）鉴别诊断

（1）脂肪型肝血管平滑肌脂肪瘤首先要与肝脏含脂肪组织的肿瘤鉴别。①脂肪瘤及脂肪肉瘤：CT 值多在－60 HU 以下，而且无异常血管及强化组织，脂肪肉瘤形态不规则，边缘不光滑；②肝局灶性脂肪浸润：常呈扇形或楔形，无占位表现，其内有正常血管穿过；③肝癌病灶内脂肪变性：分布弥散，界限不清，伴有液化坏死和血管侵犯，有肝硬化和甲胎蛋白升高；④髓源性脂肪瘤：由于缺乏血供，血管造影呈乏血供或少血供。

(2)平滑肌型肝血管平滑肌脂肪瘤需要与肝癌、血管瘤、腺瘤等相鉴别。①肝癌:增强扫描“早进早出”,动脉期多为明显强化,呈高密度,但门静脉期及平衡期强化不明显,密度相对低于周围正常肝组织。肝血管平滑肌脂肪瘤的软组织成分在门静脉期仍呈稍高密度,尤其对于脂肪成分少的肝血管平滑肌脂肪瘤容易误诊为肝癌。②肝脏转移瘤或腺瘤:鉴别诊断主要依赖于病史,瘤内出血、坏死有助于鉴别肝腺瘤。③肝血管瘤:肝血管平滑肌脂肪瘤的强化方式和血管瘤的强化方式相似,在平衡期仍然为较高密度。肝血管瘤由扩张的血管及血窦组成,血窦内衬内皮细胞,有厚薄不一的纤维隔,其血供特点为“快进慢出”,在增强扫描时强化密度与肝动脉相近,动脉期、门静脉期均多为明显强化,而平衡期多为稍高密度。较大的肝血管瘤内可有纤维化,呈低密度,与肝血管平滑肌脂肪瘤内含脂肪的低密度明显不同,因而鉴别诊断主要依靠肝血管平滑肌脂肪瘤内有脂肪成分及中心血管影。

(四)特别提示

动态增强多期扫描可充分反映肝血管平滑肌脂肪瘤的强化特征,有助于提高肝血管平滑肌脂肪瘤诊断的准确性,但是对不典型病灶必须结合临床病史和其他影像检查方法,CT 引导下细针抽吸活体组织检查(简称活检)对肝脏肝血管平滑肌脂肪瘤诊断很有帮助。少脂肪的肝血管平滑肌脂肪瘤可以行 MR 同相位、反相位扫描。

十、肝脏恶性肿瘤

(一)肝癌

1.病因、病理及临床概述

肝癌是成人最常见的恶性肿瘤之一,肝癌患者大多具有肝硬化病史。有 3 种组织学类型:肝细胞型、胆管细胞型、混合细胞型。肿瘤主要由肝动脉供血,易发生出血、坏死、胆汁淤积。肿块>5 cm为巨块型;<5 cm 为结节型;细小癌灶广泛分布为弥漫型。纤维板层样肝细胞癌为一种特殊类型肝癌,以膨胀性生长伴较厚包膜及瘤内钙化为特征,多好发于青年人,无乙型肝炎、肝硬化病史。

2.诊断要点

(1)肝细胞肝癌,表现为或大或小、数目不定的低密度灶。CT 值低于正常肝组织 20 HU 左右。有包膜者边缘清晰;边缘模糊不清,表明浸润性生长特征,常侵犯门静脉及肝静脉。有些肿瘤分化良好,平扫呈等密度。增强扫描表现多种多样,通常动脉期癌灶明显不均匀强化,门静脉期及延迟期快速消退,即所谓“快

进快出"强化模式(图 6-9)。

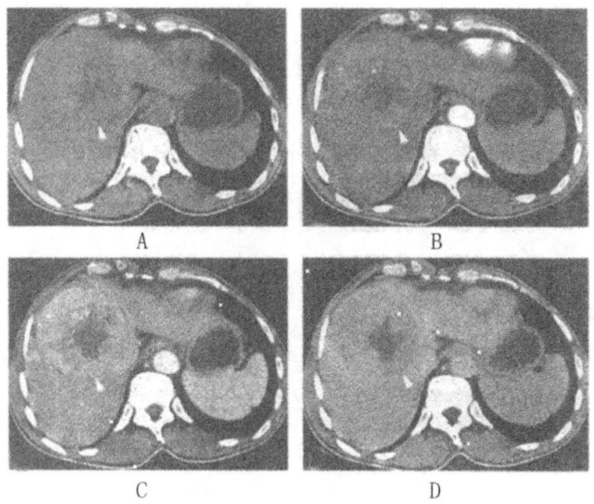

图 6-9　肝癌的平扫、动脉期、静脉期及延迟扫描

CT 显示动脉期扫描肝脏右叶病灶明显强化,见条状供血血管影。静脉期及延迟期扫描病灶强化程度降低,见假包膜强化

(2)胆管细胞肝癌,平扫为低密度肿块,增强动脉期无明显强化,门静脉期及延迟期边缘强化并向中央扩展。发生在较大胆管者,可见肿瘤近端胆管呈节段性扩张(图 6-10)。

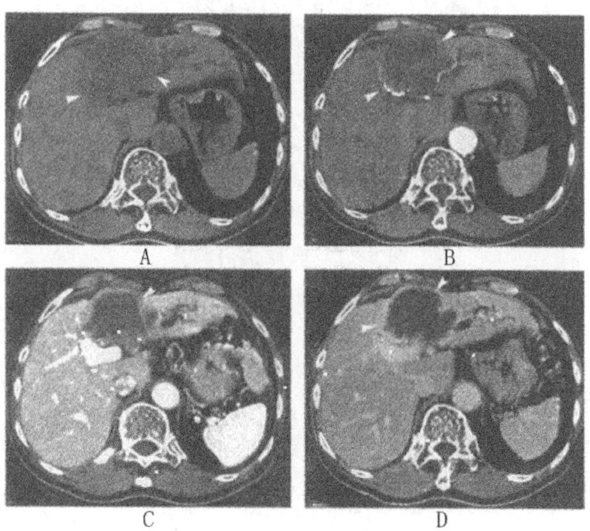

图 6-10　左肝外叶胆管细胞癌

A.左肝外叶萎缩,平扫可见肝内低密度肿块;B～D.左肝肿块逐渐强化,边缘不规则

3.鉴别诊断

与肝血管瘤、肝硬化再生结节、肝转移瘤等鉴别，乙型肝炎病史、甲胎蛋白升高并肝内胆管结石及门脉癌栓等均有助于肝癌诊断。

4.特别提示

一般肝癌通过典型CT表现、慢性肝病病史、甲胎蛋白升高可确诊。部分不典型者可通过影像引导下穿刺活检明确诊断。

(二)肝转移瘤

1.病因、病理及临床概述

肝转移瘤，由于肝脏为双重供血，其他脏器恶性肿瘤容易转移至肝脏，尤以门静脉为多，故消化系统肿瘤转移占首位，其次为肺、乳腺等肿瘤。肝转移瘤多为结节或圆形团块状，中心易发生坏死、出血和囊变，钙化较常见。

2.诊断要点

可发现90%以上的肿瘤，表现为单发或多发圆形低密度灶，大部分病灶边缘较清晰，密度均匀，CT值为15～45 HU，若中心坏死、囊变，密度则更低。若有出血、钙化，则局部为高密度。增强扫描瘤灶边缘变清晰，呈花环状强化，称靶环征(图6-11)。

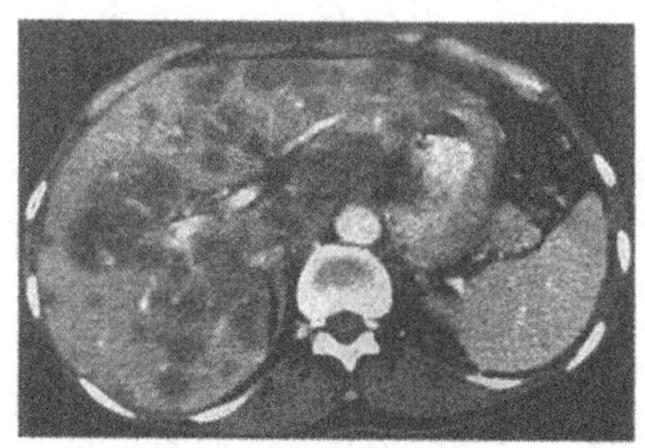

图6-11 乳腺癌肝转移

CT检查显示肝内见广泛低密度结节及团块状转移瘤，境界较清，增强扫描边缘环状强化

3.鉴别诊断

与肝癌、肝血管瘤、肝硬化再生结节、局灶性脂肪浸润等鉴别，结合原发病灶，一般诊断不难。

4.特别提示

结合原发病灶，一般诊断不难。多血供肿瘤有平滑肌肉瘤、肾癌、甲状腺癌、胰岛细胞瘤；少血供肿瘤有胃癌、胰腺癌及恶性淋巴瘤；黏液腺癌易产生钙化；结

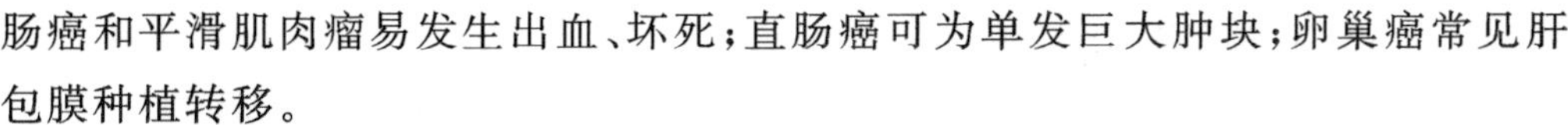

肠癌和平滑肌肉瘤易发生出血、坏死；直肠癌可为单发巨大肿块；卵巢癌常见肝包膜种植转移。

十一、肝脏血管性病变

(一)肝海绵状血管瘤

1.病因、病理及临床概述

海绵状血管瘤起源于中胚叶，为中心静脉和门静脉发育异常所致。由大小不等的血窦组成，血窦内充满血液，与正常肝组织间有薄的纤维包膜。瘤体小至数毫米，大至数十厘米，直径>4 cm称巨大血管瘤。小血管瘤无症状，巨大血管瘤引起压迫症状，血管瘤破裂致肝内或腹腔出血。

2.诊断要点

平扫为圆形或类圆形低密度灶，边缘清晰，密度均匀。动态增强扫描动脉期病灶周边结节或环状强化，门静脉期逐渐向中心充填，延迟期(5～10 分钟)病灶大部或全部强化。整个强化过程“早出晚归”，为血管瘤特征性征象。巨大血管瘤可见分隔或钙化。大血管瘤内部多有纤维、血栓及分隔而不强化(图 6-12)。

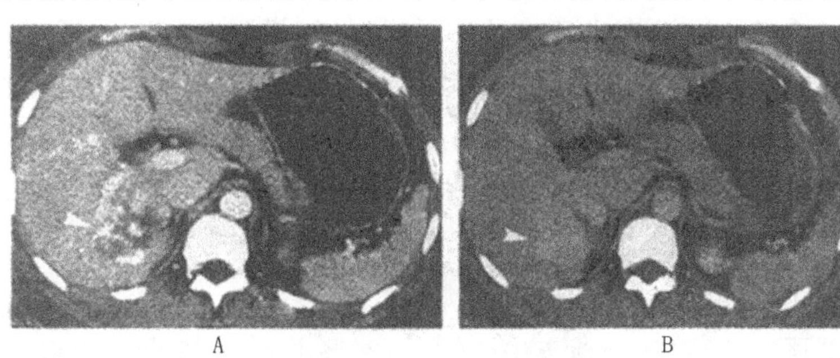

图 6-12　肝海绵状血管

A、B.为 CT 增强扫描示右肝病灶边缘结节环状强化，平衡期病灶被充填呈高密度改变

3.鉴别诊断

与肝细胞癌、肝转移瘤等鉴别。肝细胞癌的“快进快出”强化模式与血管瘤容易鉴别；肝转移瘤一般有原发病史，且呈环状强化。

4.特别提示

CT 是诊断血管瘤的主要手段，但若未做延迟扫描或时间掌握不好，可能会误诊；特别是伴有脂肪肝的患者，CT 诊断较困难，可选用 MR 检查，MR 诊断血管瘤有特征表现。

(二)布-加综合征

1.病因、病理及临床概述

布-加综合征是指肝静脉流出道阻塞和由此引起的相应表现,阻塞可以发生于肝与右心房之间的肝静脉或下腔静脉内。布-加综合征是一全球性疾病,其发病率、病因、病变类型及临床表现具有一定地域性。在亚洲,布-加综合征多由下腔静脉膜性闭塞所致,多无明确病因。临床主要表现为下腔静脉梗阻和门静脉高压症状,发病年龄以 20~40 岁为多见,男性略高于女性,如诊断不及时,可以导致肝实质纤维化、肝硬化甚至肝衰竭而死亡。布-加综合征依据其病变类型和阻塞部位,临床分为肝静脉阻塞型、下腔静脉阻塞型及肝静脉下腔静脉均阻塞型。

2.诊断要点

CT 表现有以下特征。

(1)肝静脉和(或)下腔静脉明显狭窄或闭塞。CT 可以直接显示肝静脉和下腔静脉的情况。

(2)肝实质内呈网格状改变或局部低密度影,增强扫描时呈渐进式强化,为肝淤血所致的局部区域有相对减弱的动脉血流,窦后压力增高,门静脉血流减慢所致。门静脉高压征象有腹水、胆囊水肿及胆囊静脉显示、侧支循环形成等。

(3)肝内侧支血管,在 CT 增强上表现多发“逗点状”异常强化灶,为扭曲袢状血管,尤其在延迟期扫描可以显示肝内迂曲高密度影。

(4)肝硬化改变,伴或不伴轻度脾大。

(5)肝脏再生结节,病理检查中,60%~80%的布-加综合征患者肝内可见到>5 mm的多发的再生结节,也称腺瘤性增生结节或结节样再生性增生。通常为散在多发,圆形或类圆形,边界清楚,大小不等,直径多为0.2~4.0 cm,少数可达7~10 cm。部分位于周边的结节可引起肝轮廓改变(图 6-13)。

3.鉴别诊断

(1)多发性肝转移瘤,其强化多为边缘强化,多个转移结节呈明显均一强化者少见,与布-加综合征再生结节不同,结合其他影像学表现及临床不难鉴别。

(2)与可能合并的肝细胞癌进行鉴别,肝细胞癌有其特征性的“快进快出”强化模式,血浆甲胎蛋白浓度的升高可提示肝细胞癌的发生。

(3)肝脏局灶性结节增生在延迟扫描可以有进一步强化,但鉴别意义不大,因为两者都是属于肝细胞及血管等间质过度增殖形成的良性结节。

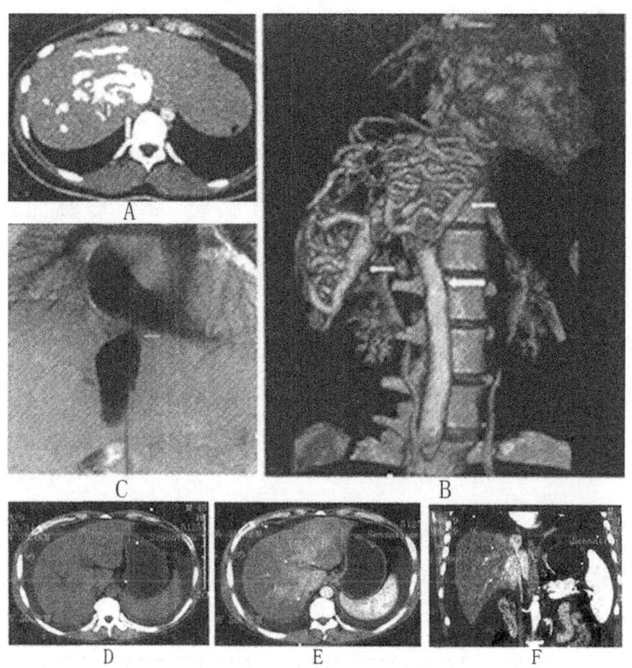

图 6-13 **布-加综合征**

A、B.为 CT 增强延迟扫描和多层螺旋 CT 三维重建，可见肝中、右静脉造影剂滞留，下腔静脉内造影剂滞留明显；C.下腔静脉数字减影血管造影可见膜状物；D～F.为另一例男性患者，45 岁，平扫肝脏密度不均匀，有腹水；增强扫描可见肝实质明显不均匀强化；冠状位重建可见下腔静脉肝内段明显受压

4.特别提示

MR 和 CT 能很好地显示肝脏实质信号或密度的改变，增强以后能清楚地显示血管结构及血供变化情况。另外，MR 可以多方位做肝血管成像，最大限度地显示血管结构而不用静脉注射造影剂。特别对于因血管病变严重或肝静脉开口闭塞即使行血管造影也难以显示的血管结构，能够清楚地显示。相位敏感技术及 MR 血管造影有助于评价门静脉通畅度和血流方向。超声检查是诊断布-加综合征的首选检查方法，可为临床病变的定位、分型提供可靠的诊断，但超声检查的局限性在于不能全面评价凝血块或肿瘤累及下腔静脉或肝静脉的情况。静脉造影是诊断的“金标准”，目前采用介入方法治疗布-加综合征已十分普遍。

(三)肝血管畸形

1.病理和临床概述

肝血管畸形分为先天性和特发性两类，前者为遗传性出血性毛细血管扩张症的肝血管异常表现的一部分，较为多见；后者为单纯肝血管畸形，而无其他部位或脏器的血管畸形。文献报道，遗传性出血性毛细血管扩张症有4个特征：家族性，鼻咽部出血，脏器出血，内脏动、静脉畸形。一般认为，如果上述症状出现3项即可诊断遗传性出血性毛细血管扩张症。在肝脏的发生率占总发生率的8%，主要的临床表现为肝硬化，继而出现肝性脑病、食管静脉曲张及充血性心力衰竭等。遗传性出血性毛细血管扩张症的病变主要累及毛细血管、小静脉及小中动脉，表现为毛细血管扩张，动、静脉畸形，动、静脉瘘。这种改变可累及皮肤、黏膜、肺、胃肠道、肝脏和中枢神经系统，肝脏受累概率为8%～31%，可形成肝硬化改变。特发性肝动脉畸形仅指肝动脉异常，而无其他脏器和部位相应血管畸形，但同遗传性出血性毛细血管扩张症比较，两者的肝动脉畸形改变是类似的。

2.诊断要点

CT和增强造影显示患者有典型的肝内动、静脉瘘，轻度门静脉，肝静脉瘘，肝血管畸形有许多伴发改变，如增粗肝动脉压迫局部胆管，可使胆管扩张，由于血流动力学改变致肝大、尾叶萎缩等（图6-14）。

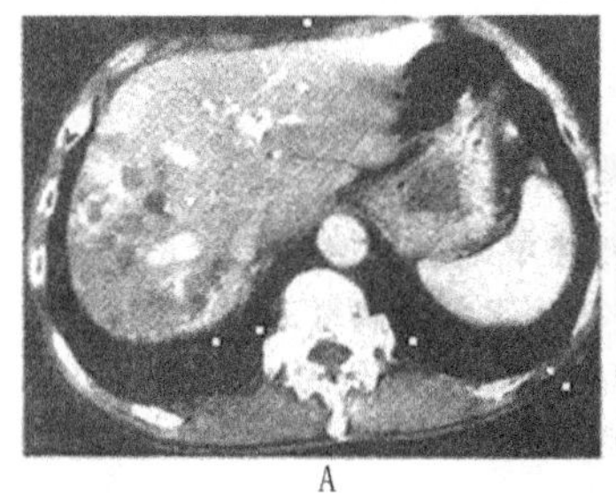
A

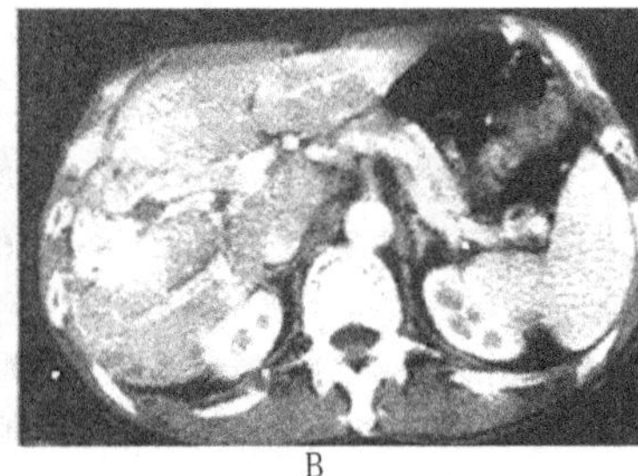
B

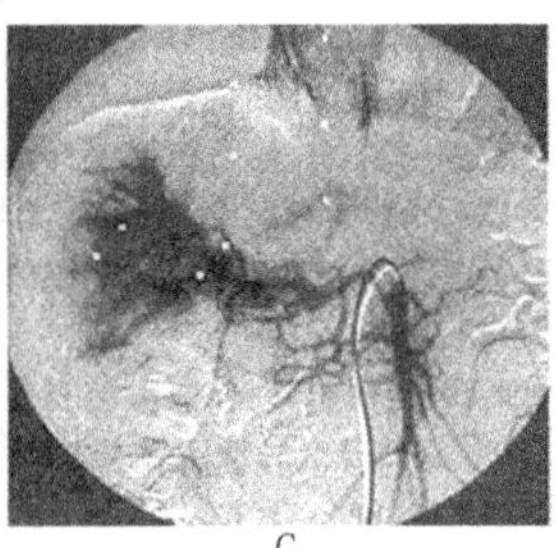
C

图 6-14　特发性肝血管畸形

CT检查显示动脉期肝内异常强化灶，门静脉提前出现。造影见肝动脉杂乱，肝静脉、门静脉提前出现。该患者给予两次α-氰基丙烯酸正丁酯（NBCA）栓塞畸形血管，肝功能良好

增强扫描动脉期肝实质灌注不均匀，可见斑片状强化区，其间夹杂散在点状强化，腹腔动脉干及肝内动脉明显增宽、扭曲改变，同时伴肝脏增大，动脉期肝静脉清晰显影，门静脉期肝实质密度强化基本均匀，门静脉一般无明显异常改变。

3.鉴别诊断

肿瘤所致动、静脉瘘，可见肝脏肿块，有临床病史，一般可以鉴别。

4.特别提示

双期螺旋CT、CT血管成像、MR血管成像有助于显示血管畸形的血流特征及空间关系，同时可以发现肝脏动、静脉畸形的其他伴发表现，这些很难被其他影像技术很好地显示，可以充分认识病灶的影像学特征，为诊治提供可靠的影像

学信息。动态增强 MR 血管成像也可以直观显示肝动脉畸形改变，是超声和传统 CT 不可比拟的。肝动脉造影是诊断肝血管畸形的“金标准”。

第二节　胆囊疾病

一、胆囊结石伴单纯性胆囊炎

(一)病理和临床概述

急性胆囊炎病理改变是胆囊壁充血水肿及炎性渗出，严重者胆囊壁坏死或穿孔形成胆瘘，常合并结石。临床常有慢性胆囊炎或胆囊结石病史，症状为右上腹疼痛，放射至右肩，为持续性疼痛并阵发性绞痛，伴畏寒、呕吐。

(二)诊断要点

平扫显示胆囊增大，直径>15 mm，胆囊壁弥漫性增厚超过 3 mm，常见胆囊结石；增强扫描增厚胆囊壁明显均匀强化。胆囊窝可有积液，若胆囊壁坏死穿孔，可见液平面(图 6-15)。

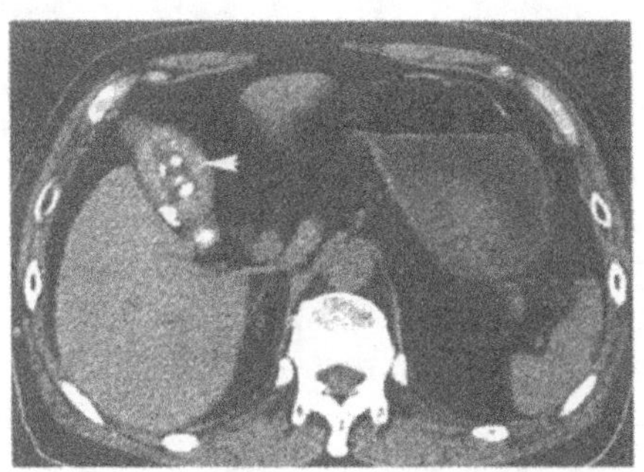

图 6-15　胆囊结石伴单纯性胆囊炎

CT 检查示胆囊壁明显增厚，胆囊内见多发小结节状高密度结石

(三)鉴别诊断

慢性胆囊炎；胆囊癌。胆囊癌常表现为胆囊壁不规则增厚，伴相邻肝脏浸润。

(四)特别提示

超声为急性胆囊炎、胆囊结石最常用的检查方法。CT 显示胆囊窝积液、胆囊穿孔及气肿性胆囊炎方面有较高价值。

二、黄色肉芽肿性胆囊炎

(一)病理和临床概述

黄色肉芽肿性胆囊炎是一种以胆囊慢性炎症为基础，伴有胆汁肉芽肿形成、重度增生性纤维化、及泡沫状组织细胞为特征的炎性疾病。常见于女性，患者常有慢性胆囊炎或结石病史，临床表现与普通胆囊炎相似。

(二)诊断要点

(1)不同程度的胆囊壁增厚，弥漫性或局限性，胆囊增大。

(2)胆囊壁可见大小不一、数目不等的圆形或椭圆形低密度灶，病灶可融合，增强无明显强化。胆囊壁轻、中度强化。

(3)可显示黏膜线。

(4)胆囊周围侵犯征象，胆囊结石或钙化(图 6-16)。

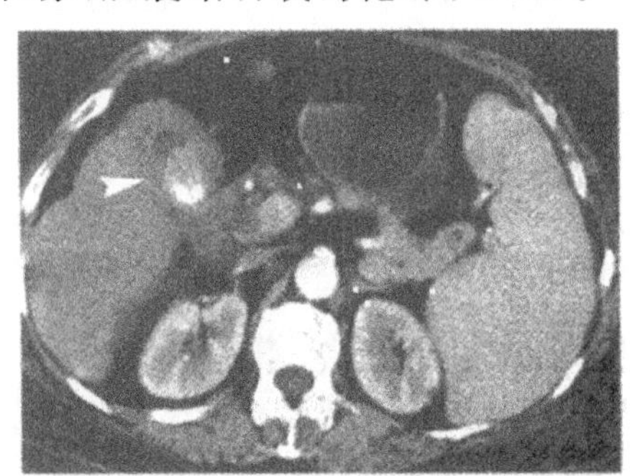

图 6-16　黄色肉芽肿性胆囊炎

CT 检查显示胆囊壁弥漫性不均匀增厚，中央层可见低密度，呈“夹心饼干”征。胆囊壁轻、中度强化，胆囊腔内见高密度结石，胆囊窝模糊不清

(三)鉴别诊断

胆囊癌，急性水肿或坏死性胆囊炎，鉴别困难。

(四)特别提示

CT 常易误诊为胆囊癌伴周围侵犯。诊断需由切除的胆囊做病理检查后才能最终确诊。

三、胆囊癌

(一)病理和临床概述

胆囊癌病因不明，可能与胆囊结石及慢性胆囊炎长期刺激有关。多见于中老年人，以女性患者多见，早期无明显症状，进展期表现为右上腹持续性疼痛、黄疸、消瘦、肝大及腹部包块。约80％合并胆囊结石，70％～90％为腺癌，80％呈浸润性生长。晚期肿瘤侵犯肝脏、十二指肠、结肠肝曲等周围器官，可通过肝动脉、门静脉及胆道远处转移。

(二)诊断要点

分胆囊壁增厚型、腔内型、肿块型和弥漫浸润型。表现为胆囊壁不规则性增厚或腔内肿块，增强扫描明显强化，常并胆管受压扩张，邻近肝组织受侵表现为低密度区(图6-17)。

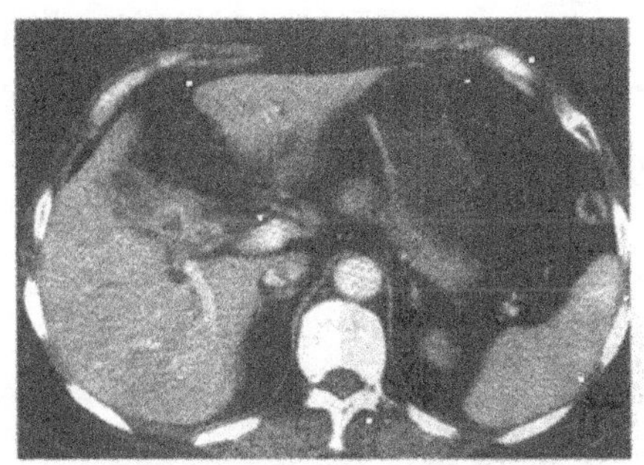

图6-17 胆囊癌侵犯局部肝脏

CT增强扫描可见胆囊正常结构消失，胆囊壁不规则增厚伴延迟不均匀强化，局部肝脏可受累

(三)鉴别诊断

有时与慢性胆囊炎或胆囊腺肌症鉴别困难。

(四)特别提示

CT虽然在诊断胆囊癌上很有价值，但有一定的局限性，如早期胆囊癌，CT易漏诊；而晚期胆囊癌，CT不易区分肿瘤来源；胆囊癌胆管内播散不易发现等。

第三节 胰腺疾病

一、胰腺炎

胰腺炎分为急性、慢性胰腺炎。

(一)急性胰腺炎

1.病理和临床概述

急性胰腺炎为常见急腹症之一,多见于成年人,暴饮暴食及胆道疾病为常见诱因,分水肿型及出血坏死型两种。水肿型表现为胰腺大、间质充血水肿及炎症细胞浸润;出血坏死型表现为胰腺腺泡坏死、血管坏死性出血、脂肪坏死。伴胰周渗液及后期假性囊肿形成。临床起病急骤,持续性上腹部疼痛,放射至胸背部,伴发热、呕吐,甚至发生低血压休克。血淀粉酶和尿淀粉酶升高。

2.诊断要点

(1)水肿型:轻型CT表现正常,多数表现为胰腺不同程度增大,密度正常或稍低,轮廓清或欠清,可有胰周渗液,增强后胰腺均匀性强化。

(2)出血坏死型:胰腺体积弥漫性增大、密度不均匀,常见高低混杂密度区,增强扫描见低密度坏死区,胰周脂肪层模糊消失,胰周见低密度渗液,肾前筋脉增厚。常并发胰腺蜂窝织炎及胰腺脓肿(图6-18)。

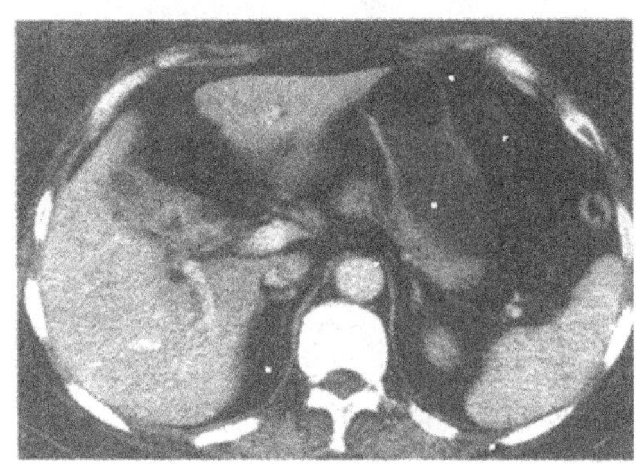

图6-18 急性胰腺炎

CT检查显示胰腺弥漫性肿胀、密度减低,胰周见低密度渗液,左侧肾前筋膜增厚

3.鉴别诊断

与胰腺癌、胰腺囊腺瘤鉴别,典型临床病史及实验室检查有助于胰腺炎诊断。

4.特别提示

部分患者早期CT表现正常,复查时才出现胰腺增大、胰周渗液等征象。CT对出血坏死性胰腺炎诊断有重要作用。因此,临床怀疑急性胰腺炎时应及时行CT检查及复查。

(二)慢性胰腺炎

1.病因、病理及临床概述

慢性胰腺炎在我国以胆道疾病的长期存在为主要原因。病理特征是胰间质纤维组织增生或胰腺腺泡广泛进行性纤维化和胰腺实质破坏，以及有不同程度炎症性改变。临床视其功能受损不同而有不同表现，常有反复上腹痛及消化障碍。

2.诊断要点

(1)胰腺轮廓改变，外形可表现为正常、弥漫性增大或萎缩，或局限性增大，弥漫性增大常见于慢性胰腺炎急性发作者。

(2)主胰管扩张，直径>3 mm，常伴导管内结石或导管狭窄。

(3)胰腺密度改变、钙化是慢性胰腺炎的特征，胰腺实质坏死区表现为不均质边界不清的低密度区，增强扫描早期可见强化。

(4)假囊肿形成。

(5)肾前筋膜增厚(图 6-19)。

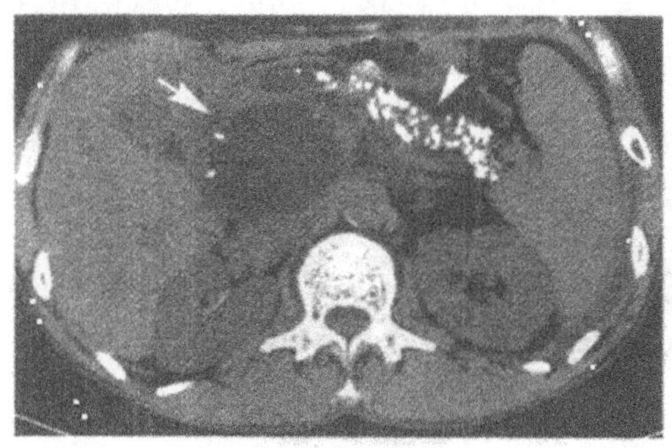

图 6-19　慢性胰腺炎

CT 检查显示胰腺萎缩，广泛钙化，胰管局部扩张，胰头后方区域见假性囊肿形成

3.鉴别诊断

与胰腺癌鉴别。慢性胰腺炎常表现为胰管不规则扩张、胰周血管受压；而胰腺癌常表现为胰管中断、胰周血管侵犯。

4.特别提示

CT 诊断慢性胰腺炎时，最关键的是要排除胰腺癌或是否合并胰腺癌。行 MR 胆胰管成像检查观察病变区胰管是否贯穿或中断，有助于提高诊断正确性。

二、胰腺良性肿瘤或低度恶性肿瘤

(一)胰岛细胞瘤

1.病因、病理及临床概述

胰岛细胞瘤起源于胰腺内分泌细胞,根据有无激素分泌活性,分功能性和非功能性两大类。90%的功能性胰岛细胞瘤直径不超过 2 cm,85%为良性;非功能性胰岛细胞瘤瘤体很大。不同肿瘤其临床表现不一样,无功能胰岛细胞瘤小者无症状,大者以腹部肿块为主诉;功能性胰岛细胞瘤因分泌不同激素而症状不同,如胰岛素瘤表现为持续性低血糖,胃泌素瘤表现为胰源性溃疡等。

2.诊断要点

动态增强扫描因肿瘤血管丰富而增强显示。非功能性胰岛细胞瘤瘤体很大,平扫呈等密度或低密度,肿块呈椭圆形或分叶状,可出现囊性坏死,少数有钙化、邻近器官受压改变。增强扫描实质部明显强化,肿瘤不侵犯腹腔干及肠系膜血管根部周围脂肪层(图 6-20)。

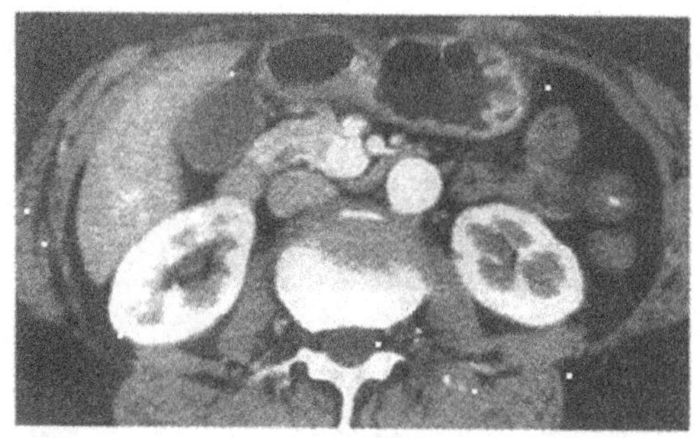

图 6-20　胰岛细胞瘤

CT 检查显示胰腺钩突旁明显强化结节,边缘规则,与周围血管分界清

3.鉴别诊断

非功能性胰岛细胞瘤需与胰腺癌鉴别,瘤体大、富血管、瘤体内钙化及无胰腺后方血管侵犯等征象有助于诊断胰岛细胞瘤。

4.特别提示

功能性胰岛细胞瘤由于肿瘤小,常规 CT 检查的敏感性不高。判断胰岛细胞瘤良、恶性影像学检查不可靠,需应用免疫化学检查和内分泌标识来分类。

(二)胰腺囊性肿瘤

1.病因、病理及临床概述

胰腺囊性肿瘤比较少见,病理上分为大囊型及小囊型。好发于胰体、尾部,高龄女性多见，一般无明显临床症状，肿瘤较大时可触及腹部包块，胃肠道可有不适症状。

2.诊断要点

胰腺内壁较厚的囊性肿块，大囊型直径＞2 cm，小囊型直径＜2 cm，囊壁可见向腔内突出乳头状肿瘤，或表现为多个小囊状肿物，中心呈放射状间隔。增强扫描较明显强化（图 6-21）。

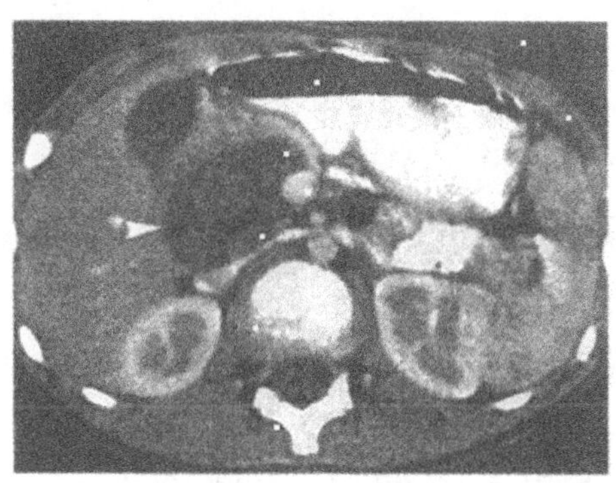

图 6-21　胰头囊腺瘤

CT 检查显示胰头区囊性占位，前缘见受压推移正常胰腺组织，增强扫描病灶内部环状强化

3.鉴别诊断

囊性腺瘤与囊性腺癌很难鉴别，血管造影有利于鉴别。

4.特别提示

发现胰腺小囊性占位，特别发生在体尾部，不要轻易诊断胰腺囊肿或囊性瘤，一定要密切随访。

三、胰腺癌

（一）病因、病理及临床概述

胰腺癌主要源于导管细胞，无明确诱发因素，慢性胰腺炎是个重要因素。多见于 60～80 岁，男性好发。按临床表现分为胰头癌、胰体尾部癌及全胰腺癌。腹痛、消瘦和乏力为胰腺癌共同症状，黄疸是胰头癌的突出表现。

（二）诊断要点

（1）胰腺局限性或弥漫性增大，肿块形成。

（2）胰腺内不均质低密度肿块，内部可有液化坏死区，增强扫描病灶轻度强化（图 6-22）。

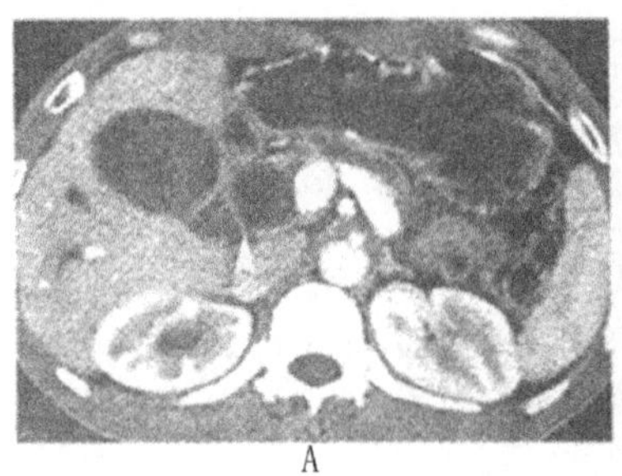
A

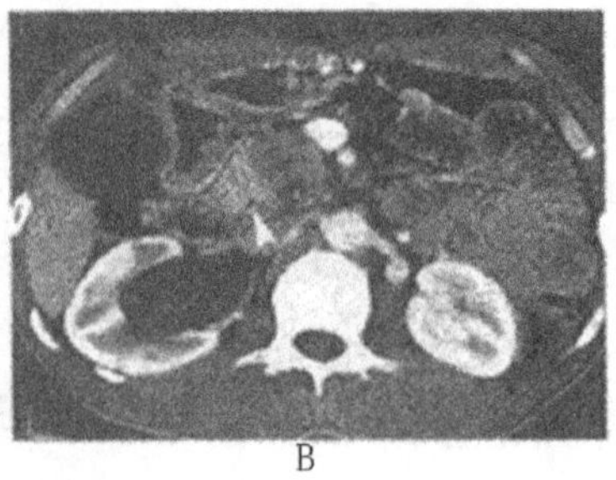
B

图 6-22　胰头癌

A、B.CT 显示胆道胰管扩张呈“双管征”。胰头区见低密度肿块，增强扫描轻度不均质强化，正常胰腺实质仍明显强化（箭头），右肾盂积水

（3）病变处胰管中断，远侧胰管扩张、周围腺体萎缩，胰头癌可出现“双管征”。

（4）胰周脂肪层模糊消失伴条索状影，血管（腹腔干、肠系膜上动静脉多见）被包埋。

（5）腹膜后淋巴结增大及远处转移，以肝脏多见。

（三）鉴别诊断

主要与囊腺瘤、胰岛细胞瘤及慢性胰腺炎鉴别，胰管中断征象是胰腺癌特征征象。囊腺瘤表现为大小不等的囊腔，胰岛细胞瘤为富血供肿瘤，强化明显，慢性胰腺炎一般有典型病史。

（四）特别提示

CT 是诊断胰腺癌的“金标准”。胰周侵犯及胰周血管包绕是胰腺癌不可切除的可靠征象。

第四节　脾脏疾病

一、脾脏梗死及外伤

（一）脾脏梗死

1.病因、病理及临床概述

脾脏梗死指脾内动脉分支阻塞，使脾组织缺血、坏死所致。风湿性心脏病二尖瓣病变和肝硬化是引起脾梗死的常见原因。临床多无症状，有时可有上腹痛、发热、左侧胸腔积液等。

2.诊断要点

平扫表现为脾内三角形或楔形低密度区，多发生于脾前缘近脾门方向。增强扫描周围脾组织明显强化，而梗死灶无强化，境界变清(图 6-23)。

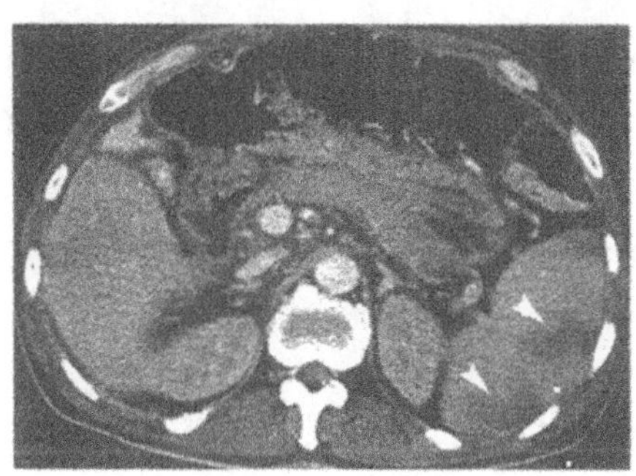

图 6-23 脾梗死

CT 检查显示脾内多发楔形低密度灶，尖端指向脾门，增强扫描未见强化

3.鉴别诊断

脾梗死容易诊断，慢性期有时需与脾肿瘤鉴别，增强扫描有助于鉴别。

4.特别提示

脾梗死一般无须处理。CT 扫描的目的在于观察梗死的程度。MR 价值同 CT 相似。

(二)脾挫裂伤

1.病因、病理及临床概述

脾挫裂伤大部分是闭合性的直接撞击所致。脾是腹部外伤中最常累及的脏器。病理包括脾包膜下血肿、脾脏挫裂伤、脾撕裂、脾脏部分血管阻断和脾梗死。临床表现为腹痛、血腹、失血性休克等。

2.诊断要点

(1)脾包膜下血肿：包膜下新月形低密度灶，相应脾脏实质呈锯齿状。

(2)脾实质内出血：脾内多发混杂密影，呈线状。圆形或卵圆形改变，增强扫描显示斑点状不均质强化。

(3)其他：腹腔积血(图 6-24)。

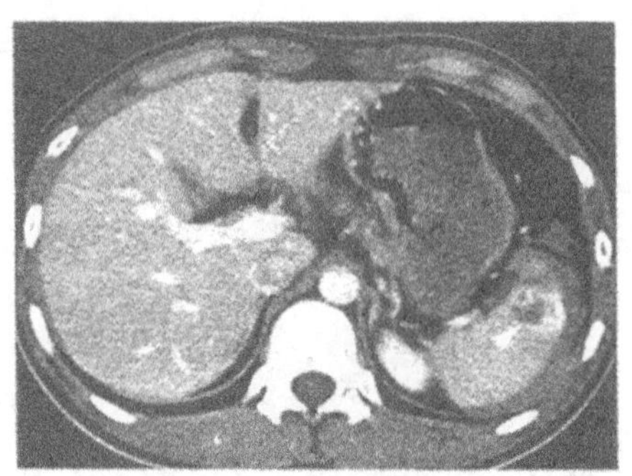

图 6-24　脾挫裂伤

CT 检查显示脾包膜下新月形血肿，脾实质内不规则低密度灶，增强扫描示不均质强化

3.鉴别诊断

平扫脾挫裂伤与脾分叶、先天切迹及扫描伪影有时难以鉴别，应行增强扫描观察。

4.特别提示

急性脾损伤患者平扫有时可表现正常，应行增强扫描观察。CT 检查对脾挫裂伤诊断非常准确，累及脾门时应考虑手术。

二、脾脏血管瘤

(一)病因、病理及临床概述

脾脏血管瘤是脾脏最常见的良性肿瘤，多发生于 30～60 岁，女性稍多。成人为海绵状血管瘤，小儿多为毛细血管瘤。较大血管瘤可有上腹痛、左上腹肿块、压迫感及恶心、呕吐等症状。约 25%发生自发性破裂、急腹症而就诊。

(二)诊断要点

平扫为比较均匀的低密度影，多为单发，边缘清晰，形态规则，合并出血时密度增高或不均匀，瘤体较大可伴有钙化。增强扫描瘤体边缘见斑点状强化，逐渐向中心部充填(图 6-25)。

(三)鉴别诊断

脾脏错构瘤，密度不均匀，发现脂肪密度为其特征。

(四)特别提示

因脾脏血管瘤网状内皮增厚及中心血栓、囊变等原因，少部分脾脏血管瘤强化充填缓慢。MR 显示脾脏血管瘤的敏感性高于 CT。

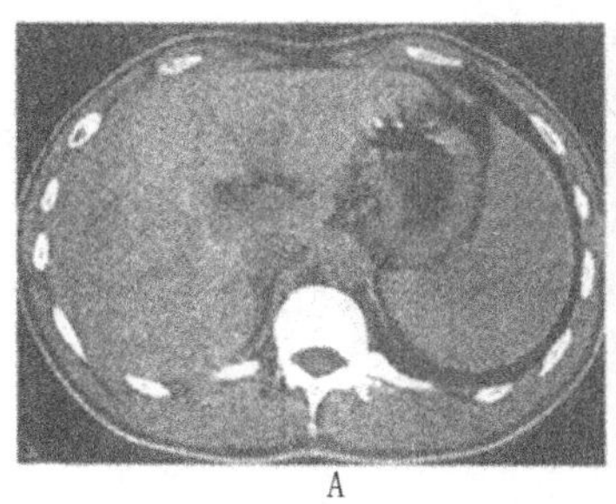
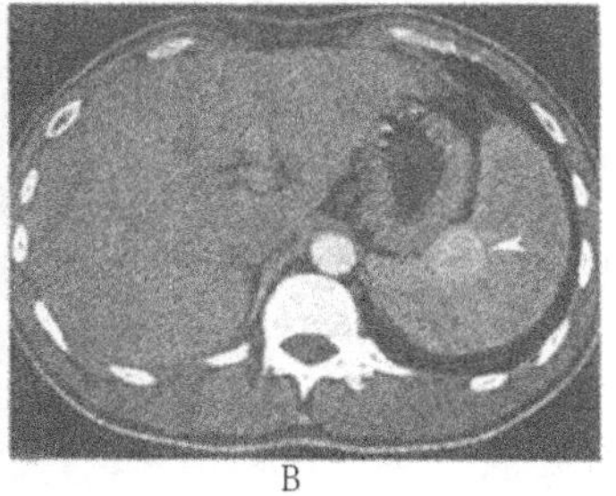

A　　B

图 6-25　CT 平扫及增强扫描

A、B.两图 CT 检查显示可见脾门处结节状稍低密度灶，增强扫描明显强化，边缘光整

三、脾脏淋巴瘤

(一)病因、病理及临床概述

脾脏淋巴瘤分脾原发性恶性淋巴瘤及全身恶性淋巴瘤脾浸润两种。病理上分为弥漫性脾大、粟粒状肿物及孤立性肿块。临床表现有脾大及其相关症状。

(二)诊断要点

(1)原发性恶性淋巴瘤表现为脾大，脾内稍低密度单发或多发占位病变，边缘欠清，增强扫描不规则强化、边缘变清。

(2)全身恶性淋巴瘤脾浸润表现为脾大、弥漫性脾内结节灶，脾门部淋巴结肿大。

(三)鉴别诊断

转移瘤，有时鉴别困难，需密切结合临床。

(四)特别提示

淋巴瘤的诊断要依靠病史，CT 上淋巴瘤病灶可互相融合成地图样，此点同转移瘤不同。MR 平面梯度快速回波增强扫描对淋巴瘤的诊断很有帮助。

第五节　肾脏疾病

一、肾脏外伤

(一)病理和临床概述

肾脏遭受任何直接损伤，如暴力挤压、骨折损伤、牵拉撕裂，或间接暴力，如强烈震荡等均可导致损伤。近年来,医源性损伤亦逐渐增多。根据其病理特征,一般将肾外伤分为 3 型:①轻型损伤,包括肾挫伤、表浅性裂伤、包膜下血肿;②中型损伤,伤及肾实质或延及集合系统;③重型损伤,包括肾粉碎性伤及肾蒂损伤。临床表现为血尿、休克、腰部疼痛、腰肌紧张或有肿块,同时常合并其他脏器损伤。

(二)诊断要点

肾出血是肾外伤最常见的征象。肾损伤表现多样,一般可表现为:①肾因水肿和出血而增大,或肾脏因肾周血肿或漏尿而移位;②肾轮廓模糊不清或失去连续性;③肾实质裂隙、缺损或碎裂,肾内出血,轻者出现局限性血肿,边界清,严重者出现不规则不均匀的混杂密度;④肾周血肿是诊断肾破裂最常见的征象,表现为新月形或环形包膜下血肿,严重者随肾包膜撕裂,出血进入肾周间隙或肾旁间隙;⑤尿外漏,表明肾集合系统损伤;⑥合并其他脏器损伤(图 6-26)。

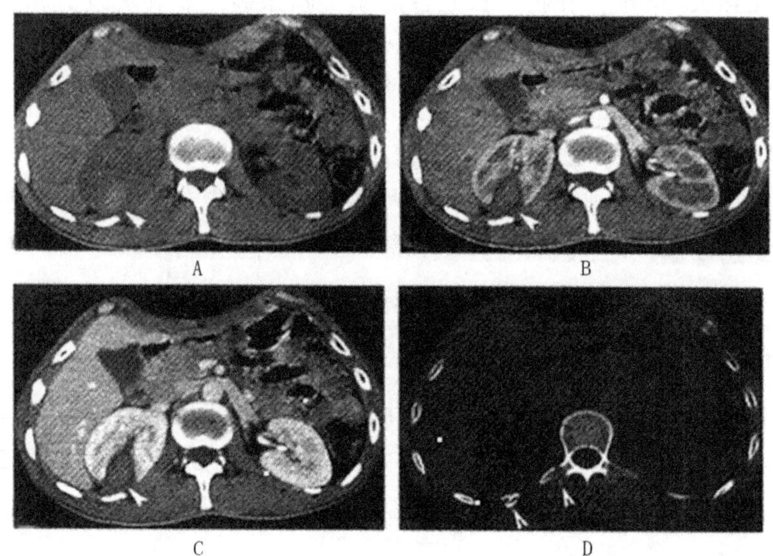

图 6-26　肾破裂

A、B、C、D.为右肾破裂的 CT 三维重建,右肾上极破裂,边缘不规则,局部未见血液供应

(三)鉴别诊断

一般可明确诊断,注意排除肾是否伴有其他病变。

(四)特别提示

肾在泌尿系统中最易发生损伤。由于肾血供丰富,具有高分辨率的 CT 显示出其优势。可明确损伤的程度和范围。三维CT重建对肾盂、输尿管、肾血管损伤的判断很有帮助。肾血管损伤的“金标准”是肾动脉造影，对于肾血管小分支出血患者可行肾动脉栓塞治疗。

二、肾囊肿

（一）病理和临床概述

肾囊肿分为肾单纯囊肿和多囊肾。肾单纯囊肿最常见，多见于成人。为后天形成，目前认为是肾小管憩室发展而来。病理上多见于肾皮质的浅深部或髓质，囊壁薄，内含透明液体，与肾盂不同。临床多无症状。多囊肾指肾皮质和髓质内发生的多发囊肿的遗传性疾病，按遗传方式分为常染色体显性遗传型（成人型）多囊肾和常染色体隐性遗传型（儿童型）多囊肾。前者多在30岁后发病，表现为肾脏增大、局部不适、血尿、蛋白尿、高血压等；后者基本病变为肾小管增生和囊状扩张，有不同程度的肝门周围纤维化和肝内胆管囊状扩张。临床有肾、肝症状。

（二）诊断要点

1.单纯囊肿

平扫为圆形或椭圆形低密度灶，水样密度。增强扫描不强化、壁薄（图6-27）。

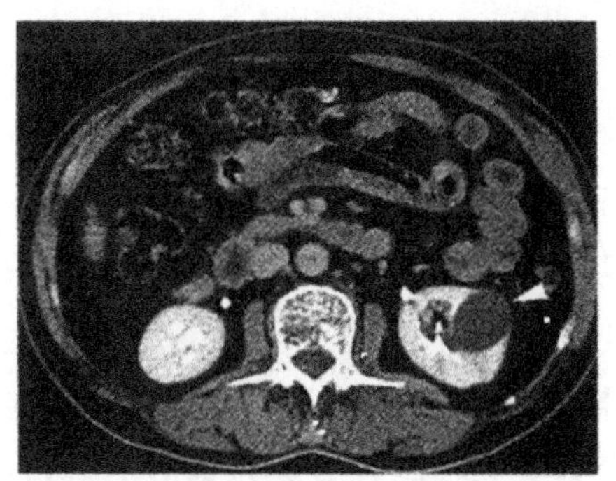

图6-27　左肾囊肿

CT检查示左肾实质内见一圆形囊状积液，未见强化

2.特殊类型

肾盂旁囊肿，位于肾窦内，可能为淋巴源性或肾胚胎组织残余发展而成，低密度，可压迫肾盂和肾盏，还有一种高密度囊肿，平扫比肾实质高，可能为出血、含蛋白样物质所致。

3.多囊肾成人型

肾内多发囊状水样低密度,大小不等,不强化。

4.多囊肾儿童型

双肾对称增大、有分叶,肾实质密度低,肾盂小,囊肿不易发现,增强扫描肾实质期延长,可见多发、扩张的肾小管密度增高,呈放射状分布。

(三)鉴别诊断

1.囊性肾癌

癌灶边缘有强化,可伴有后腹膜淋巴结转移及邻近脏器受侵犯等改变。

2.肾母细胞瘤

肾母细胞瘤多见于儿童,为肾脏实质性肿块,肾静脉往往受侵,易发生肺转移。

3.髓质海绵肾

肾皮、髓质交界区多发小钙化灶,呈簇状分布。

(四)特别提示

B超是诊断肾囊肿常用而有效的方法。CT、MRI均明确诊断,并起到鉴别诊断价值。

三、肾结石

(一)病理和临床概述

肾结石在尿路结石中居首位,发病年龄多为20～50岁,男性多于女性,多为单侧性。发病部位多见于肾盂输尿管连接部,肾盏次之,偶可见于肾盂源性囊肿或肾囊肿内。病理改变主要为梗阻、积水、感染及对肾盂黏膜和肾实质的损害。结石根据其组成成分分为阳性和阴性结石两类。临床症状主要为血尿、肾绞痛和排石史。当结石并发感染和梗阻性肾积水时,则出现相应临床症状。

(二)诊断要点

平扫可发现阳性及阴性结石,阴性结石密度常高于肾实质,CT值常为100 HU以上,无增强效应。结石常为圆形、卵圆形、鹿角状。螺旋CT薄层扫描可发现<2 mm的结石。结石继发肾积水表现为患侧肾盂、肾盏扩大,为均匀一致的低密度,部分患者在低密度中能发现高密度结石。长期梗阻导致肾皮质萎缩,增强扫描肾实质强化差,集合系统内对比剂浓度低(图6-28)。

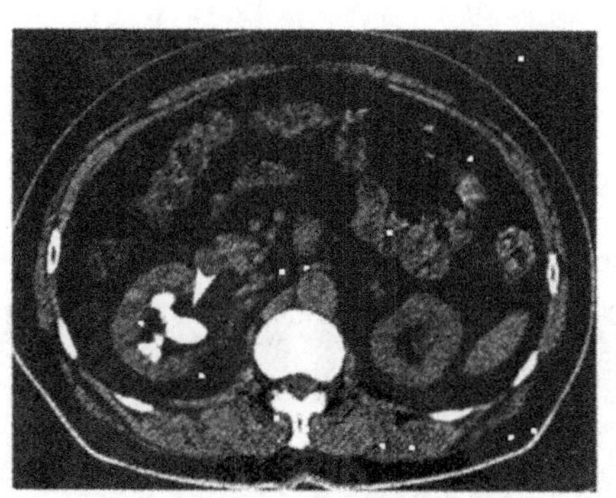

图 6-28 肾结石

CT 检查显示肾盂内可见鹿角状高密度灶

(三)鉴别诊断

血凝块,密度明显低于结石;钙化灶,不引起近侧尿路梗阻。

(四)特别提示

腹部 X 线平片能发现 90%以上的阳性结石,能确定结石位置、形状、大小。静脉肾盂造影能发现 X 线平片不能显示的阴性结石,并判断肾积水程度。CT 检查的分辨率明显高于 X 线平片,可同时发现肾及其周围结构的形态学和功能学改变,CT 不仅能发现肾积水的程度,还能确定其梗阻位置。

四、肾结核

(一)病理和临床概述

肾结核 90%为血行感染引起,肺结核是主要原发病灶,骨关节结核、肠结核等也可成为原发灶。其他传播途径包括经尿路、经淋巴管和直接蔓延。致病菌到达肾皮质、肾髓质交界区形成融合的结核结节,感染多是双侧性的。病变发展扩大,结节中心坏死,干酪样物液化排出,形成空洞。病灶常在肾乳头处侵入肾盂、肾盏,进而到达全肾或其他部位,肾结核可随集合系统累及输尿管、膀胱,男性可累及生殖系统。肾结核多见于青壮年,20～40 岁,男性多见,主要症状有尿频、尿痛、米汤样尿及血尿、脓尿等。部分患者有腰痛。

(二)诊断要点

(1)早期表现为肾小球血管丛病变,CT 检查无发现。

(2)当病变发展干酪化形成寒性脓肿,破坏肾乳头时,CT 见单侧或双侧肾脏增大,肾实质内边缘模糊的单发或多发囊状低密度区,CT 值接近于水,增强扫描呈环状强化，与之相通的肾盏变形。

(3)后期肾体积缩小，肾皮质变薄，肾盂、肾盏管壁增厚，不规则狭窄。脓肿溃破可形成肾周或包膜下积脓，肾周间隙弥漫性软组织影。50%可见钙化，“肾自截”可见弥漫性钙化(图 6-29)。

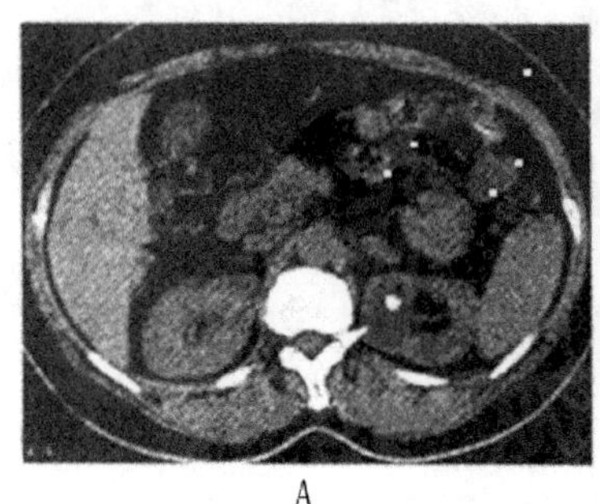
A

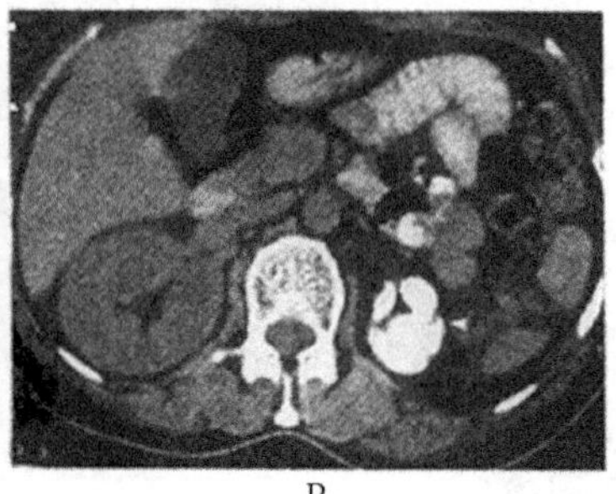
B

图 6-29　肾结核

A.肾结核，肾实质内多发囊状低密度区伴斑点状钙化；B.肾自截，全肾钙化

(三)鉴别诊断

(1)肾囊肿：肾实质内单发或多发类圆形积液，无强化，囊壁极少钙化。

(2)肾积水：积液位于肾盂、肾盏内。

(3)细菌性肾炎：低密度灶内一般不发生钙化。

(四)特别提示

静脉肾盂造影是诊断肾结核的重要方法，但早期不能显示结核病灶，晚期肾功能受损时又不能显影。诊断不明确可选择 CT 检查，CT 的价值在于判断病变为哪侧肾、损害程度，能更好地显示病灶细节、肾功能情况、肾门及腹膜后淋巴结有无肿大，是确定肾结核治疗方案必不可少的检查方法。

五、肾脓肿

(一)病理和临床概述

肾脓肿是肾非特异性化脓性脓肿，主要由血行播散引起，少数由逆行感染所致。常为单侧性病变。其致病菌多为金黄色葡萄球菌，病理改变为致病菌在肾皮质内形成多发局限性脓肿，数个脓肿可合并成较大脓肿，偶尔累及全肾。临床表现为突然起病，畏寒、高热、腰部疼痛、患侧腰肌紧张及肋脊角叩痛、食欲缺乏等。血常规显示白细胞计数升高、中性粒细胞比例升高。

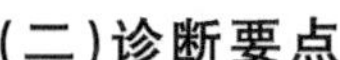

(二)诊断要点

1.急性浸润期

CT平扫肾实质内稍低密度,边界不规则病灶,边缘模糊,增强呈边缘清晰的低密度灶。

2.脓肿形成期

检查可见不规则脓腔,增强呈环状强化,外周见水肿带。脓肿内可见小气泡及液化区。

3.肾周脓肿

脓肿可波及肾周、后腹膜及腰大肌,也可向肾盂内蔓延,形成肾盂积脓(图6-30)。

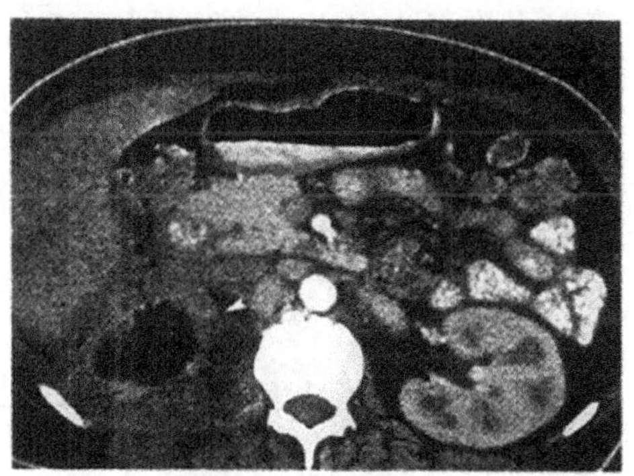

图6-30 肾脓肿

CT显示右肾外形增大,边缘模糊,肾实质内见环状强化灶及气体

(三)鉴别诊断

肾结核,半数发生钙化,低密度灶内一般看不见气泡。

(四)特别提示

结合病史、体征、实验室检查和尿路造影可诊断。B超、CT不仅可确定病变部位、程度,还可动态观察。尚可行CT引导下肾脓肿穿刺诊断或治疗。MRI检查T_1WI上呈低信号,T_2WI上呈高信号。

六、肾动脉狭窄

(一)病理和临床概述

肾动脉狭窄是指各种原因引起的肾动脉起始部、主干,或其分支的狭窄,是继发性高血压最常见的原因。常见肾动脉狭窄原因:大动脉炎,病变常累及主动脉及其分支,我国多见,主要发生于年轻女性,累及肾动脉者多为单侧,好发于起始部;肌纤维结构不良,见于年轻男性,肾动脉管壁纤维增生,管腔狭窄,常发生在肾动脉远侧 2/3,多为双侧,呈串珠样;主动脉粥样硬化,见于老年人,常有高血压、糖尿病,多发生在肾动脉起始部。其他原因有先天性发育不良、肾动脉瘤、动静脉瘘、外伤、肾移植术后、肾蒂扭转、肾动脉周围压迫等。临床主要表现为短期出现高血压,以舒张压升高为主。部分患者腰部可闻及杂音。

(二)诊断要点

CT 显示肾脏形态变小,肾萎缩改变。肾皮质变薄,强化程度减低。部分患者血栓形成并脱落导致肾梗死。CT 血管成像可显示肾动脉狭窄或动脉狭窄后扩张。大动脉炎可见血管壁增厚,呈向心性或新月形增厚。动脉粥样硬化的钙化发生在动脉内膜,血管腔不均匀或偏心性狭窄(图 6-31)。

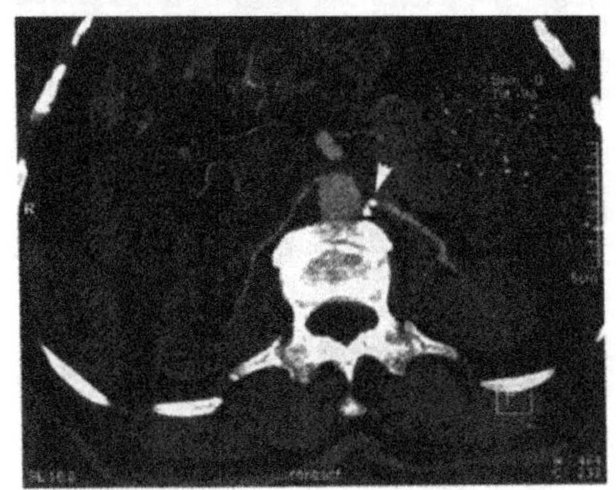

图 6-31　左肾动脉狭窄

曲面重建显示左肾动脉起始部钙化引起的左肾动脉狭窄

(三)鉴别诊断

血管造影可明确诊断,一般无须鉴别。

(四)特别提示

本病的早期诊断对于临床治疗有重要影响。CT 血管成像、MR 血管成像是无创性检查,诊断敏感性和特异性高,有取代血管造影的趋势。但血管造影是诊断该病的“金标准”,能准确显示狭窄部位、范围和程度。同时可施行肾动脉球囊扩张或支架置入术治疗肾动脉狭窄。

七、肾肿瘤

肾肿瘤多为恶性,任何肾肿瘤在组织学检查前都应怀疑为恶性。临床上较常见的肾肿瘤有源自肾实质的肾癌、肾母细胞瘤及肾盂、肾盏发生的移行细胞癌。小儿恶性肿瘤中，肾母细胞瘤占20%以上，是小儿最常见的腹部肿瘤。成人恶性肿瘤中肾肿瘤占2%左右，绝大部分为肾癌，肾盂癌少见。肾脏良性肿瘤中最常见的是肾血管平滑肌脂肪瘤。

(一)肾血管平滑肌脂肪瘤

1.病理和临床概述

以往认为肾血管平滑肌脂肪瘤是错构瘤，目前通过免疫组化证实该肿瘤为单克隆性生长，是真性肿瘤。绝大部分肾血管平滑肌脂肪瘤是良性，但已有文献报道少数肿瘤恶性变并发生转移。肿瘤主要起源于中胚层，由不同比例的异常血管、平滑肌和脂肪组织组成，一般呈膨胀性生长。肾血管平滑肌脂肪瘤有两种类型：一型合并结节性硬化，此型多见于儿童或青年，肿瘤为双肾多发小肿块。临床无泌尿系统症状；另一型不合并结节性硬化，肾肿块单发且较大，有血尿、腰痛等临床症状。肾血管平滑肌脂肪瘤是肾脏自发破裂最常见的原因。从病理学上看，肾血管平滑肌脂肪瘤可以分为上皮样血管平滑肌脂肪瘤、单形性上皮样血管平滑肌脂肪瘤及单纯的血管平滑肌脂肪瘤，前者有上皮样细胞，含有大量血管成分或少量脂肪组织；中者仅含上皮样细胞和丰富的毛细血管网；后者三者按不同比例在瘤内分布。

2.诊断要点

典型表现为肾实质内单发或多发软组织肿块，边界清楚，密度不均匀，内见脂肪密度，CT值低于−20 HU。脂肪性低密度灶中夹杂着不同数量的软组织成分，呈网状或蜂窝状分隔。增强后部分组织强化，脂肪组织不强化(图6-32A)。少部分不含脂肪或含少量脂肪组织(上皮样或单形性上皮样血管平滑肌脂肪瘤)可以类似肾癌样表现，呈不均匀明显强化，包膜不完整，诊断非常困难(图6-32B～D)。

3.鉴别诊断

(1)肾癌：肿块内一般看不到脂肪组织。

(2)单纯性肾囊肿：为类圆形积液，无强化。

(3)肾脂肪瘤：为单纯脂肪肿块。

4.特别提示

肿瘤内发现脂肪成分是B超、CT、MRI诊断该病的主要征象。如诊断困难，应行MRI检查，因MRI对脂肪更有特异性。数字减影血管造影的典型表现有助于同其他占位病灶的鉴别。少部分肾血管平滑肌脂肪瘤伴出血，可以掩盖脂肪的低密度，密度不均匀增高，需要注意鉴别。上皮样或单形性上皮样血管平滑肌脂肪瘤诊断困难者，需要进行穿刺活检。

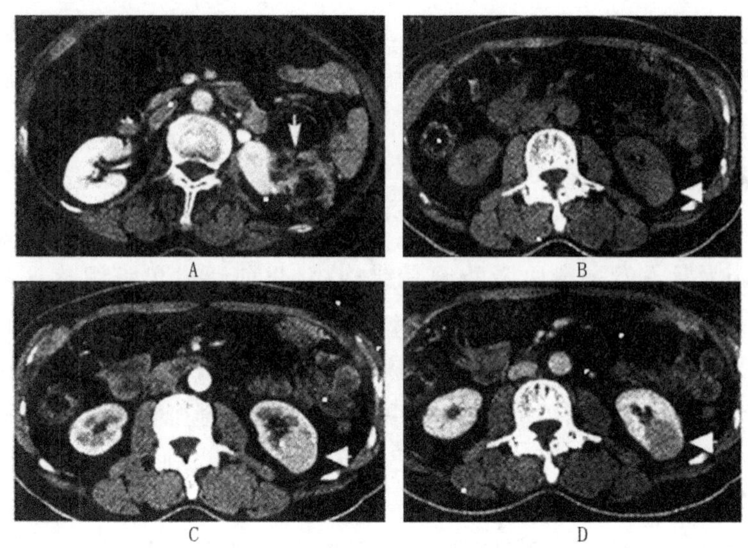

图 6-32 肾血管平滑肌脂肪瘤

A.肾血管平滑肌脂肪瘤，肿块内见较多脂肪组织，肿块不规则，突出肾轮廓外；B～D.上皮样血管平滑肌脂肪瘤，可见肿块密度均匀，增强动脉期扫描呈明显均匀强化，静脉期扫描退出呈低密度

（二）肾嗜酸细胞腺瘤

1.病理和临床概述

肾嗜酸细胞腺瘤是一种较罕见的肾脏实质性肿瘤，虽然近年来人们对此瘤的临床病理特征认识加深，但在实际工作中常误诊为肾细胞癌。1976 年 Klein 和 Valensi 提出肾嗜酸细胞腺瘤是一种具有不同于其他肾皮质肿瘤特征的独立肿瘤并获公认。文献报道肾嗜酸细胞腺瘤占肾脏肿瘤的 3%～7%，发病人群多在 60 岁以上，男性较女性多见。肾嗜酸细胞腺瘤起源于远曲小管和集合管细胞。肿瘤质地均匀，没有坏死、出血及囊性变，而肾细胞癌其肉眼标本最大特点是因瘤体内有出血、坏死而呈五彩色，即使瘤体小也能见到。该瘤肉眼标本另一个特点是部分肿瘤中央有纤维瘢痕形成。光镜下肿瘤细胞呈巢状或实片状，肾嗜酸细胞腺瘤的细胞膜通常不清晰，胞质嗜酸性为此瘤的又一大特点，镜下颗粒粗大，充满细胞质，嗜酸性强。肾嗜酸细胞腺瘤无特异性临床表现，通常无症状，瘤体较大者可有腰痛、血尿或腹部包块。该瘤绝大部分为单发，肿瘤大小为 0.6～15 cm。常局限于肾脏实质，很少侵犯肾包膜和血管。

2.诊断要点

CT 平扫为较均匀的低密度或高密度影。增强后各期均匀强化且密度低于肾皮质。比较特异的是，CT 扫描时出现的中央星状瘢痕和轮辐状强化，可提示肾嗜酸细胞腺瘤的诊断。但也有人认为它们并不可靠。轮辐状强化和中央星状瘢痕也是肾嫌色细胞癌的表现之一。但如果螺旋CT血管期和消退期双期均表现为轮辐状,应怀疑肾嗜酸细胞腺瘤(图6-33)。

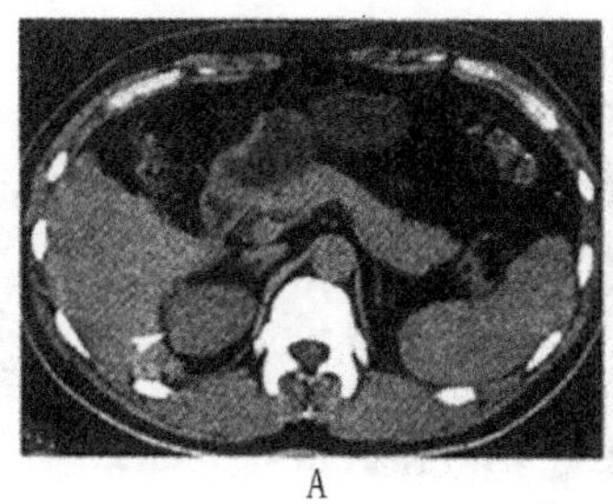
A

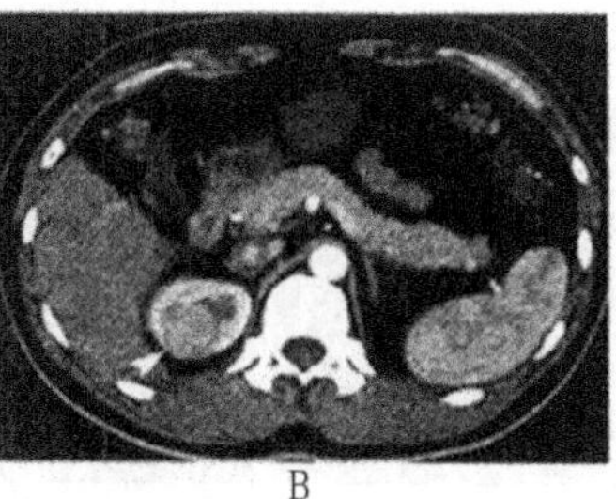
B

图6-33　肾嗜酸细胞腺瘤

女性患者,34岁,体检B超发现右肾上极占位,CT平扫显示右肾上极等密度肿块,动脉期呈均匀中等强化,静脉期扫描呈等低密度,手术病理为右肾上极嗜酸细胞腺瘤

3.鉴别诊断

(1)肾细胞癌:肿块不出现中央星状瘢痕和轮辐状强化,且易侵犯肾包膜和邻近血管。

(2)肾血管平滑肌脂肪瘤:内可见特异性脂肪组织。

4.特别提示

因肿瘤为良性,如术前能正确诊断,则可采用低温冷冻治疗、肾部分切除或肿瘤射频消融术,从而避免不必要的肾脏切除手术。近年来发现MRI在诊断肾嗜酸细胞腺瘤方面有独特价值,可显示肿瘤包膜完整、中央星状瘢痕、等或低T_1信号、稍低或稍高T_2信号及强化情况等,可提示诊断。如果仔细观察肾脏MRI形态学特点和特异的信号特征,并结合其他辅助影像检查和病史,对绝大多数肾嗜酸细胞腺瘤及其他肾脏肿块,MRI能作出正确诊断并指导治疗。

(三)肾细胞癌

1.病理和临床概述

肾细胞癌为肾最常见恶性肿瘤,好发年龄为50～60岁,男性多见。肾细胞癌起源于肾小管上皮细胞,发生在肾实质内,可有假包膜,易发生囊变、出血、坏死、钙化。肾癌易侵犯肾包膜、肾筋膜,以及邻近肌肉、血管、淋巴管等,并易在肾静脉、下腔静脉内形成瘤栓,晚期可发生远处转移。病理类型有透明细胞癌、颗粒细胞癌、梭形细胞癌。典型症状有血尿、腰痛和腹部包块。

2.诊断要点

CT表现为等密度、低密度或高密度肿块。动态增强:早期大部分肾癌强化明显,CT 值可增加≥40 HU;皮质期不利于肿瘤显示;实质期呈相对低密度。肿块局限于肾实质内或突出肾轮廓外。肿块与正常肾脏分界不清,边缘较规则或部分不规则。有时肿瘤内有点状、小结节状,边缘弧状钙化。同时注意观察肾周围结构有无侵犯,局部淋巴结有无肿大(图 6-34)。

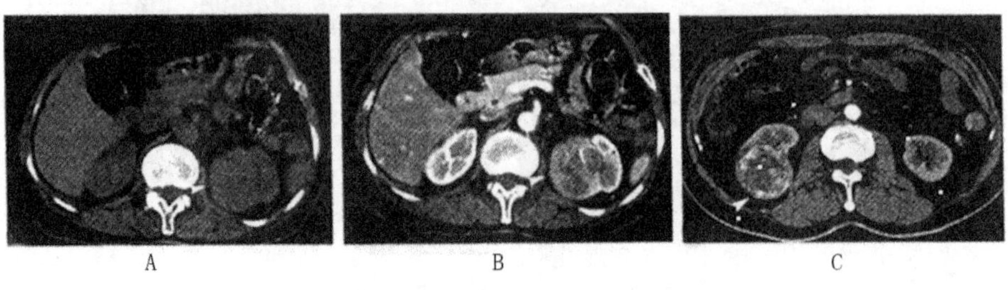

A　　B　　C

图 6-34　肾癌

A、B、C 为 CT 检查显示肾轮廓增大,肿块呈明显不均匀性强化

3.鉴别诊断

(1)肾盂癌:发生在肾盂,缺乏血供,肿块强化不明显。

(2)肾血管平滑肌脂肪瘤:肿块内有脂肪组织时容易鉴别,无脂肪组织则难以鉴别。

(3)肾脓肿:脓腔见环状强化,内见小气泡及积液。

4.特别提示

B 超检查对肾癌的普查起重要作用,对肾内占位囊性成分的鉴别诊断准确性高。CT 检查可作为术前肾癌分期的主要依据,确定肿瘤有无侵犯周围血管、脏器及淋巴结转移、远处转移。MRI 诊断准确性同 CT,但在诊断淋巴结和血管病变方面优于 CT。

第六节　胃十二指肠疾病

一、溃疡性疾病

(一)病理和临床概述

胃十二指肠溃疡是消化道常见疾病,十二指肠较胃多见,与胃酸水平及幽门螺杆菌感染有关。病理表现为胃壁溃烂缺损,形成壁龛。临床表现为长期反复

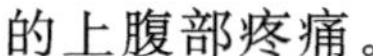

的上腹部疼痛。

(二)诊断要点

CT、MRI对胃十二指肠溃疡的诊断价值不大，尤其是良性溃疡；恶性溃疡较不典型时表现为胃壁不规则增厚或腔外软组织肿块。

(三)鉴别诊断

需活检与溃疡型胃癌鉴别。

(四)特别提示

溃疡性病变主要靠钡剂造影或胃镜诊断，CT在观察溃疡穿孔、恶变等方面有一定优势。

二、憩室

(一)病理和临床概述

十二指肠憩室占消化道憩室首位，胃憩室少见。病因不清，可能与先天性肠壁发育薄弱有关，病理为多层或单层肠壁向腔外呈囊袋状突出，多位于十二指肠内侧。单纯憩室无症状，合并憩室炎或溃疡可有上腹痛、恶心、呕吐等症状。

(二)诊断要点

本病表现为圆形或卵圆形囊袋状影，与肠腔关系密切，三维重组常见一窄颈与肠腔相连。其内密度混杂，含有气体、液体或高密度对比剂。十二指肠乳头旁憩室常引起胆管及胰管扩张(图6-35)。

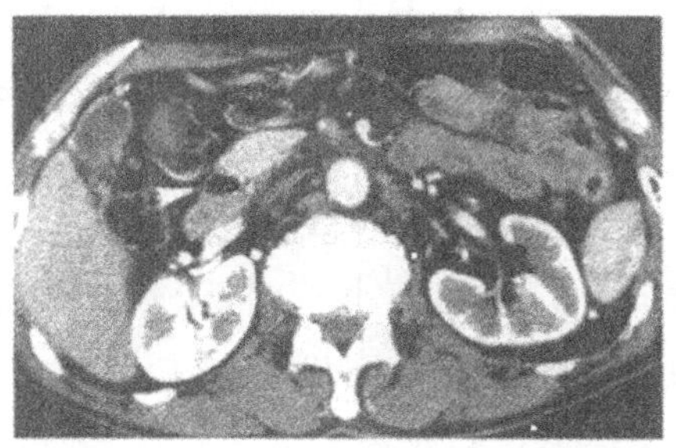

图6-35　胃十二指肠球后憩室

CT检查可见十二指肠降部前方类圆形空气集聚

(三)鉴别诊断

胃十二指肠憩室具有典型表现，行钡剂造影检查一般可确诊。

(四)特别提示

对于胆管、胰管扩张患者,在排除结石及肿瘤后,应考虑十二指肠壶腹部憩室。

三、胃淋巴瘤

(一)病理和临床概述

原发性胃淋巴瘤起源于胃黏膜下层淋巴组织,肿瘤局限于胃肠壁及其周围区域淋巴结;也可继发全身恶性淋巴瘤。临床症状除上腹痛、消瘦及食欲缺乏外,可有胃出血、低热等。

(二)诊断要点

胃壁广泛或节段性增厚,胃腔变形缩小,增厚胃壁密度较均匀。增强扫描显示增厚胃壁均匀强化,其强化程度较皮革样胃低。肾门上、下淋巴结肿大或广泛主动脉旁淋巴结肿大,常侵犯胰腺(图 6-36)。

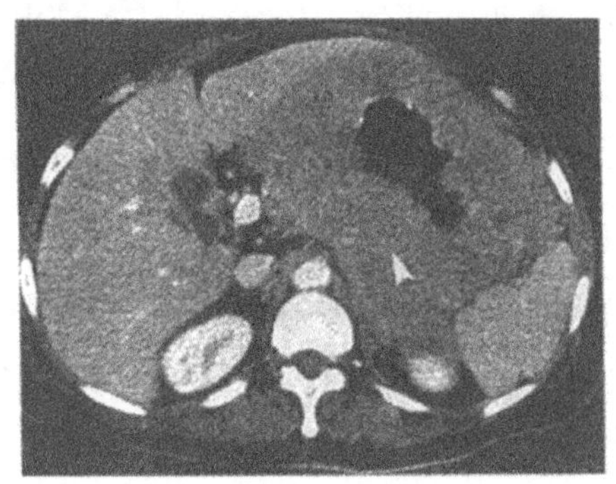

图 6-36　淋巴瘤

CT 检查显示胃体部胃壁弥漫性增厚,强化均一,胃腔狭窄

(三)鉴别诊断

需与胃癌鉴别,胃壁增厚、胃腔缩小不明显、较少侵犯胃周脂肪层及增强强化效应不及胃癌等征象有助于胃淋巴瘤诊断。

(四)特别提示

CT 对检出早期淋巴瘤比较困难,但能充分显示中晚期淋巴瘤的病变全貌。病变确诊依靠活检。

四、胃间质瘤

(一)病理和临床概述

胃间质瘤是一类独立的来源于胃间叶组织的非定向分化肿瘤，以往将其诊断为平滑肌或神经源性肿瘤，多数间质瘤为恶性，好发于胃体，以膨胀性、腔外性生长为主，肿瘤越大，恶性可能性越大。临床表现为进行性上腹疼痛，有呕血及柏油样便，可触及包块。

(二)诊断要点

肿瘤较大，常在 5 cm 以上，腔外肿块常向腹腔薄弱区域突出，肿块密度不均，有坏死囊变，增强扫描中等程度不均质强化；肿块腔内部分凹凸不平，可见溃疡龛影。腔外肿块有向邻近结构浸润现象(图 6-37)。

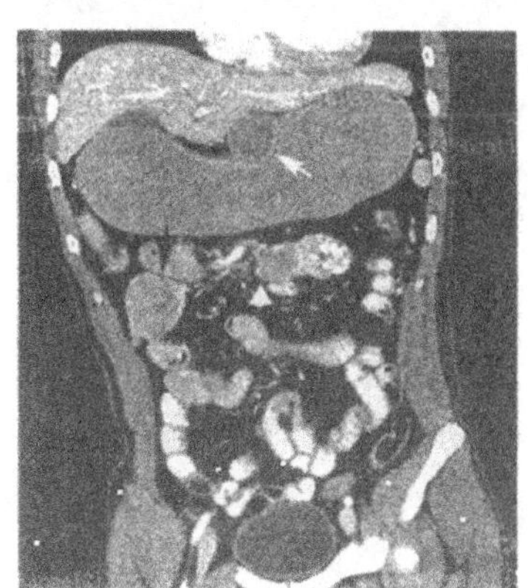

图 6-37　多发间质瘤

CT 显示胃小弯及十二指肠旁腔外肿块，密度不均，有坏死囊变，增强扫描中等程度不均质强化

(三)鉴别诊断

与胃癌、肝肿瘤、淋巴瘤等鉴别，膨胀性、腔外性生长有助于间质瘤诊断。

(四)特别提示

CT 重建有助于判断肿瘤起源部位。要明确病理诊断，必须进行光镜检查及免疫组化检测。

五、胃癌

(一)病理和临床概述

胃癌在我国居消化道肿瘤首位。病因至今不明，好发年龄为 40～60 岁，可发生在胃任何部位，以胃窦、胃小弯、贲门常见。胃癌起于黏膜上皮细胞，为腺癌。早期胃癌临床症状轻微，进行期胃癌表现为上腹痛、消瘦及食欲缺乏。

(二)诊断要点

胃壁局限或广泛增厚，胃腔狭窄，胃腔内形成不规则软组织肿块，表面凹凸不平，早期扫描肿瘤强化明显。周围组织受侵时表现为胃周脂肪层模糊消失，腹腔腹膜后淋巴结增大，常伴肝转移(图 6-38)。

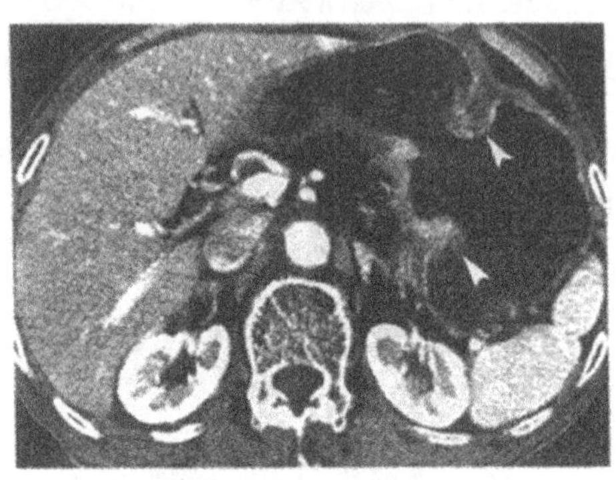

图 6-38　**胃癌**

CT 显示胃小弯侧前、后壁不规则增厚，后壁见浅大腔内溃疡，增强扫描动脉期明显强化

(三)鉴别诊断

胃平滑肌瘤，边界光整规则，瘤内易出现出血坏死、囊变及钙化，有套叠征、胃溃疡。

(四)特别提示

胃肠造影检查只能观察胃腔内结构，CT 检查意义在于发现胃周结构侵犯情况、腹腔腹膜后有无淋巴结转移等，对临床分期有重要意义。

第七节　小肠与大肠疾病

一、肠梗阻

肠梗阻是临床最常见的急腹症之一，可见于各年龄段。肠梗阻的病因很多，其临床表现复杂多变且无特异性，不但引起肠管本身解剖和功能的改变，并且导致全身性正常生理功能紊乱。腹部X线平片对肠梗阻的诊断具有重要作用。但对20%～52%的病例尚不能作出肯定诊断,对梗阻原因、有无闭袢和绞窄的诊断价值十分有限。钡剂检查对明确结肠梗阻有一定的诊断价值,并对小儿肠套叠有重要治疗意义,但对不完全性小肠梗阻价值有限,并存在使完全性小肠梗阻患者梗阻程度加重的危险。螺旋CT作为一种先进的无创性检查技术,具有良好的密度分辨率和时间分辨率,对气体和液体分辨均很敏感,将X线腹部平片上相互重叠的组织结构在横断面显示清晰,结合其强大的后处理功能,能全面显示和判断肠梗阻是否存在、梗阻部位及程度、梗阻原因,CT发现有无闭袢和绞窄比出现临床症状、体征早数小时,并且对肿瘤引起梗阻的病灶性质判断、周围情况显示、分期等具有显著的优越性,越来越被广泛认可。

肠梗阻一般可以分为机械性、动力性(包括假性肠梗阻)、血运性梗阻三大类,其中大部分为机械性肠梗阻。机械性肠梗阻按照梗阻的病变位置可以分为肠壁、肠腔内和肠腔外3种。按照有无绞窄又可分为单纯性机械性肠梗阻和绞窄性机械性肠梗阻。以下简单介绍几种常见的和部分罕见但可能会导致严重并发症的机械性肠梗阻类型。

(一)肿瘤性肠梗阻

1.病理和临床概述

肠道肿瘤是引起肠梗阻的重要原因之一。临床表现为腹痛、腹胀、呕吐及肛门停止排便、排气。

2.诊断要点

CT可显示梗阻近、远端肠管情况,以阳性对比剂充盈肠管并追踪梗阻点,以重组分析梗阻段情况,常能显示肠腔或肠壁肿块,同时显示供血动脉及引流静脉。

以下CT表现支持肠道恶性肿瘤:①肠壁肿块局部僵硬,较明显强化,中央有坏死;②移行带狭窄不规则,肠壁不规则增厚;③淋巴结肿大(图6-39)。

3.鉴别诊断

炎症;粘连;粪石性肠梗阻,发现肠道内不均匀肿块和淋巴结肿大有助于肿瘤性肠梗阻的诊断。

4.特别提示

小肠是内镜检查盲区,螺旋CT应用使诊断肠梗阻发生了革命性变化,它能分析肠梗阻原因、明确梗阻部位。

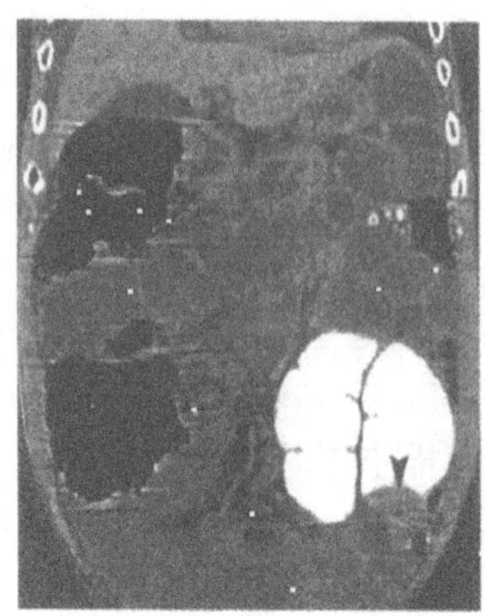

图 6-39 肿瘤性肠梗阻

三维重建显示降结肠腔内充盈缺损，手术病理为降结肠腺癌

(二)肠扭转

1.病理和临床概述

肠扭转是严重急腹症，以小肠多见，原因有先天发育异常、术后粘连、肠道肿瘤、胆道蛔虫及饱餐后运动等；另外小肠内疝(部分小肠疝入手术形成的空隙内)实质上也是肠扭转。临床表现为急性完全性肠梗阻，常在体位改变后剧烈腹痛。

2.诊断要点

(1)漩涡征：为肠曲及肠系膜血管紧紧围绕某一中轴盘绕聚集。

(2)鸟嘴征：扭转开始后未被卷入“涡团”的近端肠管充气、充液而扩张，紧邻漩涡肠管呈鸟嘴样变尖。

(3)肠壁强化减弱、靶环征及腹水：为肠扭转时局部肠壁血运障碍所致，靶环征指肠壁环形增厚并出现分层改变，为黏膜下层水肿增厚所致(图 6-40)。

3.鉴别诊断

肠道肿瘤、其他原因肠梗阻。

4.特别提示

诊断肠扭转必须具备肠管及肠系膜血管走行改变，即肠管及血管漩涡征。CT 扫描结合后处理诊断肠扭转具有明显优势。

(三)肠套叠

1.病理和临床概述

肠套叠是一段肠管套入邻近肠管，并导致肠内容物通过障碍。常因系膜过长或肠道肿瘤所致，以回盲部或升结肠多见。婴幼儿表现为突然发生的阵发性剧烈腹痛、哭闹、果酱样血便。成人肠套叠常继发于肿瘤、炎症、粘连及坏死性肠炎等，最常见是脂肪瘤。临床表现为不完全性肠梗阻或完全性肠梗阻，症状不典型，并可以因反复肠套叠，反复出现腹部包块。

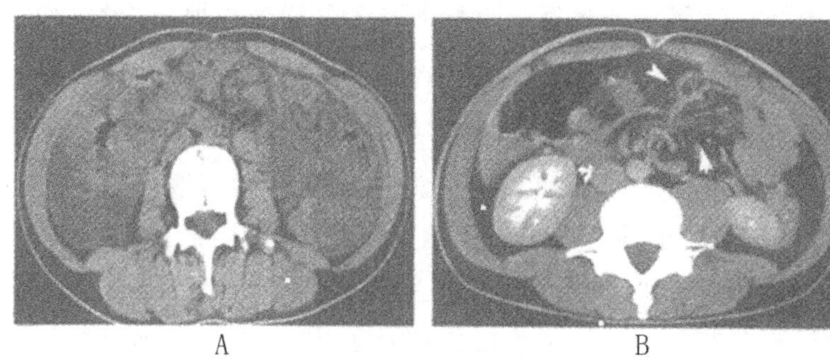

图 6-40　肠扭转

A.肠系膜血管 360°旋转，呈典型漩涡征，同时见肠管梗阻、肠壁水肿及腹水；B.可见附属肠系膜血管漩涡征

2.诊断要点

肠套叠可以分 3 类：小肠-小肠型、小肠-结肠型和结肠-结肠型，以小肠-结肠型最为常见。

典型征象：出现 3 层肠壁，最外层为鞘部肠壁，第 2 层为套入的折叠层肠壁，第 3 层为中心套入部肠腔。鞘部及套入部均可有对比剂或气体，呈多层靶环状表现，即“同心圆征”或“肠内肠征”。原发病灶一般位于肠套叠的头端(图 6-41)。CT 重建可见肠系膜“血管卷入征”。

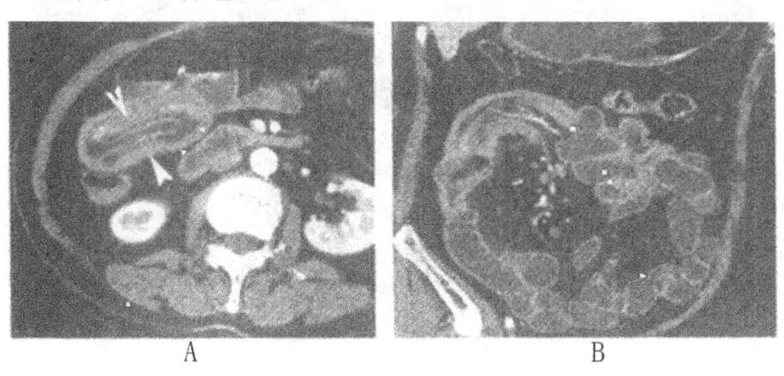

图 6-41　肠套叠

A、B.CT 检查显示肠套叠的横断位增强扫描和冠状位重建，因套叠部长轴与扫描层面平行，表现为肾形或香肠状，并可见肠系膜动脉嵌入，即“肠内肠征”及“血管卷入征”

3.鉴别诊断

肠道肿瘤,CT 重建有助于鉴别。

4.特别提示

CT 扫描及重建对肠套叠有非常重要的价值,对原发病的检出也有重要意义。少部分由坏死性肠炎所致及慢性肠套叠 CT 征象不典型,需密切结合临床。

(四)粘连性肠梗阻

1.病理和临床概述

粘连性肠梗阻的诊断与治疗是临床上一个的棘手问题,而能否及时正确诊断,对患者治疗效果甚至预后有重大影响。以往,肠梗阻的诊断一般依赖于传统 X 线平片,但螺旋 CT 的应用显著提高了粘连性肠梗阻的定性定位诊断正确率。主要继发于腹部手术后,由于以不完全性肠梗阻为主,大部分病例临床症状较轻,以反复腹痛为主。

2.诊断要点

(1)梗阻近端的肠管扩张和远端肠塌陷。

(2)在梗阻部位可见移行带光滑。

(3)增强扫描肠壁局部延迟强化,但肠壁未见增厚。

(4)局部见鸟嘴征、粘连束带及假肿瘤征(图 6-42)。

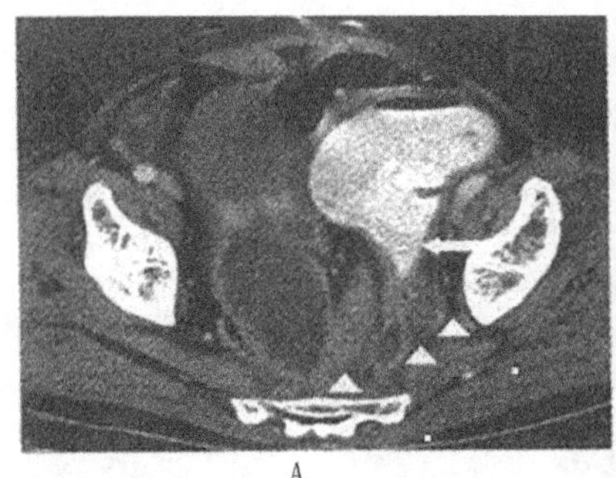

A

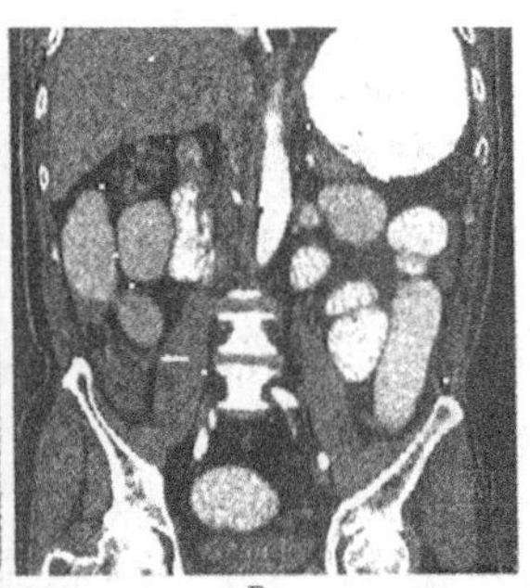

B

图 6-42 粘连性肠梗阻

A.在梗阻部位可见移行带光滑,肠壁未见明显增厚,但局部后期强化更明显,近端肠管扩张,并可见局部粘连束带,后方见光整移行带及粘连束带,局部见鸟嘴征;B.单纯回肠末段粘连性肠梗阻病例的多平面重建可见回肠末段呈鸟嘴样改变,梗阻段肠管明显变细,其外可见束带影

3.鉴别诊断

其他原因所致肠梗阻,如肠道肿瘤、扭转等。

4.特别提示

一些有反复不完全性肠梗阻症状的患者,行螺旋 CT 扫描及各种方法重组,对肠梗阻定性、定位诊断具有重要临床价值。

(五)肠内疝

1.病理和临床概述

肠内疝、小肠内疝是罕见的肠梗阻原因之一,及时正确诊断并进行手术治疗对抢救患者生命具有重大意义。分先天性、后天性小肠内疝两种。胚胎发育期,中肠的旋转与固定不正常将导致内疝。腹腔内会有一些腹膜隐窝或裂孔形成,如十二指肠旁隐窝、回盲肠隐窝、回结肠隐窝、小网膜孔(Winslow 孔)、肠系膜裂孔等。后天性小肠内疝常见胃空肠吻合术后(如 Roux-en-Y),上提的空肠袢与后腹膜间可形成间隙,另外还有末端回肠与横结肠吻合后形成系膜间隙等。一个正常的腹腔内并无压力差,肠管的各种运动(主要是蠕动)和肠内容物的重力作用及人体位突然改变,而致使肠管脱入隐窝、裂孔或间隙,由于肠管的蠕动,进入孔洞的肠曲增多,无法自行退回则会发生嵌闭、扭转、绞窄,甚至坏死。部分内疝由于肠管的运动,可自行退回复位,这就是间断出现发作性或慢性腹痛的原因。小肠内疝临床表现不典型,一直以来,正确的术前诊断是难点和重点。

2.诊断要点

(1)左侧十二指肠旁疝:①胃、胰腺之间囊性或囊袋状肿块,重建观察与其余腹内肠管相连,为移位、聚集的小肠;②肠系膜血管异常征,包括肠系膜血管聚集、牵拉、扭转与充盈,肠系膜血管干左移或右移,超过一个主动脉宽度,并可见粗大的肠系膜血管进入病灶内;③肠系膜脂肪延伸进入病灶内;滑动薄层最大密度投影(STS-MIP)观察有时可见疝口;其他肠段移位,可见十二指肠第四段受压移位(图 6-43)。

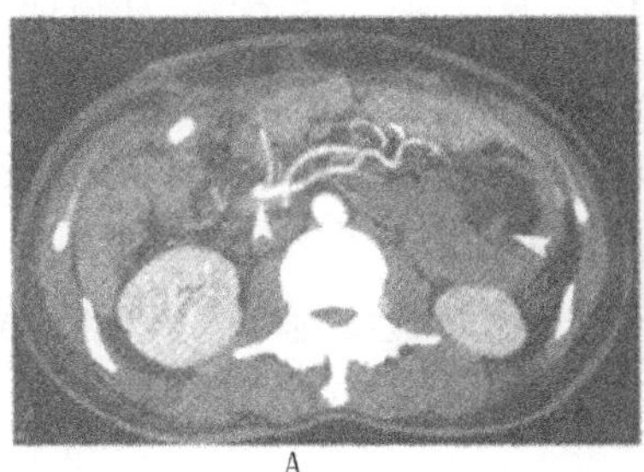
A

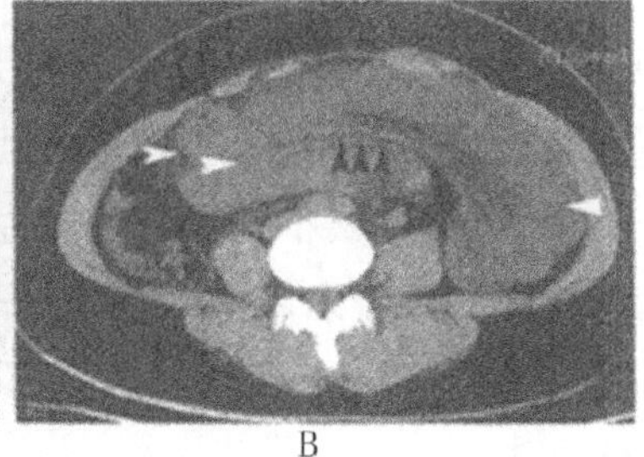
B

图 6-43　**肠内疝**

A.左侧十二指肠旁疝 STS-MIP 显示肠系膜上动脉主干移位,超过 1 个主动脉宽度(上箭头),并可见肠系膜脂肪与病变内脂肪相连续;B.先天性肠系膜裂孔所致的空、回肠内疝,部分肠袢经裂孔向左侧疝入(右向箭头),肠系膜血管受牵拉,所累肠管因水肿呈靶环征及少量腹水(左向箭头)

(2)经肠系膜疝的主要征象:①肠管或肠袢聚集、移位及拥挤、拉伸及鸟嘴征,肠袢经肠系膜裂孔疝入后,继续蠕动进入更多肠袢,可以显示聚集拥挤的肠袢;②其附属肠系膜血管异常征,包括肠系膜血管聚集、牵拉、扭转与充盈等,上述征象在STS-MIP重建时可以观察到;③肠系膜脂肪延伸进入病灶内,可见附属于疝入肠袢的肠系膜脂肪受牵连进入;④其他肠段移位,原来位置的腹腔空虚及疝入小肠袢对该位置的肠管推移;⑤可见疝口;⑥并发肠扭转时,可以显示肠管及附属肠系膜血管漩涡征。

(3)其他继发性征象:①肠梗阻,位于疝口附近的近端肠管有梗阻扩张积液征象;②靶环征,为疝入肠管缺血水肿所致;③腹水,早期可较少,位于疝入侧的结肠隐窝内,后期可以明显增加,提示绞窄性肠梗阻,甚至有坏死并发弥漫性腹膜炎的趋势。

3.鉴别诊断

与粘连性肠梗阻、肠扭转、左侧十二指肠旁疝和腔外型胃间质瘤进行鉴别。

4.特别提示

螺旋CT扫描及多平面重建、STS-MIP重建对小肠内疝的诊断具有重要价值,在检查急腹症或肠梗阻患者时,发现肠管或肠袢聚集、移位及拥挤、拉伸及鸟嘴征,附属肠系膜血管有充盈、拥挤等异常征象,以及其他肠段移位等征象时,并且临床上有腹部手术史,尤其是Roux-en-Y术式,或有慢性间歇性腹痛史,应该考虑此病。

(六)胆石性肠梗阻

1.病理和临床概述

胆石性肠梗阻最早由Bouveret报道,以胃的幽门部梗阻为特征,主要是指由于胆结石(多数为较大的胆囊结石)通过胆肠瘘移行在胃的远侧部分或十二指肠近侧部分所造成的胃肠输出段的梗阻石性肠梗阻,是临床上极为少见的肠梗阻类型;已经发现许多较小的胆结石通过胆囊与十二指肠之间瘘管后,可以滑入小肠而引起小肠梗阻。患者有胆囊结石及慢性胆囊炎病史,临床症状和体征缺乏特异性,主要包括恶心、呕吐和上腹部疼痛等非特异性征象。

2.诊断要点

确诊胆石性肠梗阻的直接征象:①肠腔内胆结石;②胆囊与消化道之间瘘管。

有第一直接征象,加以下任两种间接征象可以确诊为胆石性肠梗阻:①肠梗阻;②胆囊塌陷及胆囊与十二指肠之间边界不清;③胆囊和胆管积气(图6-44)。

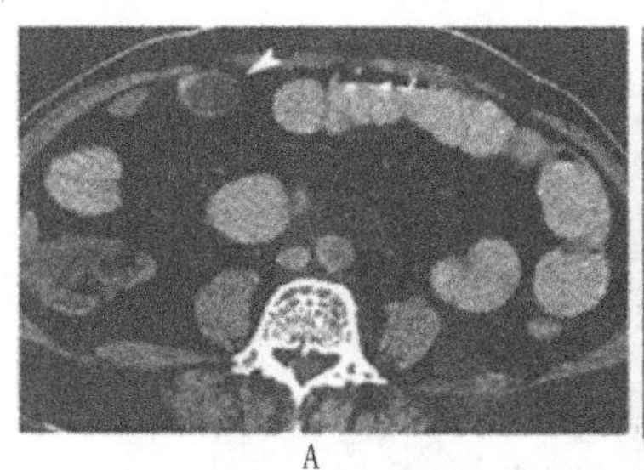

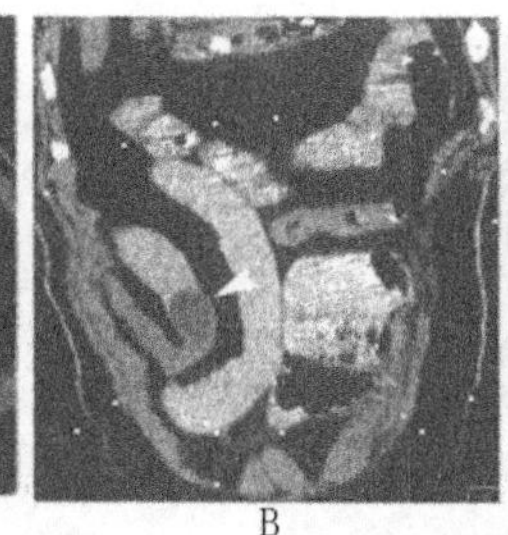

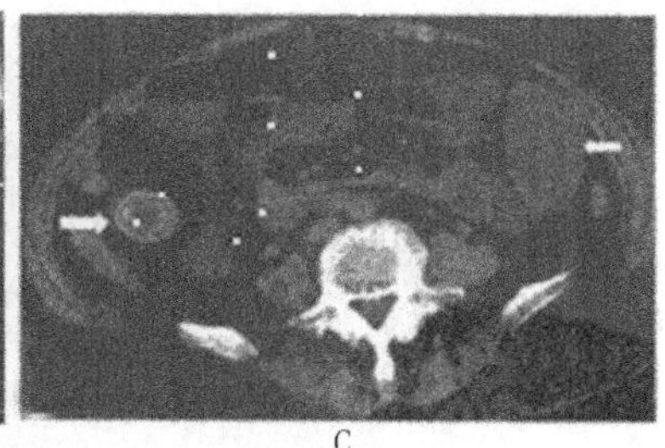

图 6-44　肠石性肠梗阻

A、B.阴性结石所致的肠梗阻，可见空、回肠交界处低密度灶，局部肠壁有强化；C.为阳性结石所致的肠梗阻，可见回肠近端同心圆样结石密度灶（大箭头），近端肠管扩张（小箭头）

3.鉴别诊断

与粪石性肠梗阻、肿瘤性肠梗阻、粘连性肠梗阻鉴别。

4.特别提示

胆石性肠梗阻是临床上极为少见的肠梗阻类型。由于胆石性肠梗阻发病年龄较大，并发症较多，手术的风险性也随之增加，据文献报道，其病死率可高达33％。螺旋 CT 在诊断胆石性肠梗阻上具有高度的敏感性和特异性。

（七）粪石性肠梗阻

1.病理和临床概述

粪石性肠梗阻的粪石的形成主要是因为某些食物中含有的鞣酸成分，遇胃酸后形成胶状物质，胶状物质与蛋白质结合成为不溶于水的鞣酸蛋白，再由未消化的果皮、果核及植物纤维等相互凝集而成。粪石嵌入小肠引起粪石性肠梗阻。临床症状和体征同胆石性肠梗阻。

2.诊断要点

（1）大部分粪石 CT 上呈类圆形、相对低密度，有筛状结构及气泡征，与大肠内容物相似，但小肠内容物一般无此形态，增强扫描无强化。

（2）肠梗阻的一般 CT 征象（图 6-45）。

3.鉴别诊断

与胆石性肠梗阻、肿瘤性肠梗阻、粘连性肠梗阻、肠套叠鉴别。

4.特别提示

结合临床病史，螺旋 CT 在粪石性肠梗阻的定位、定性上具有高度的敏感性和特异性，为临床正确诊断与治疗提供重要依据。

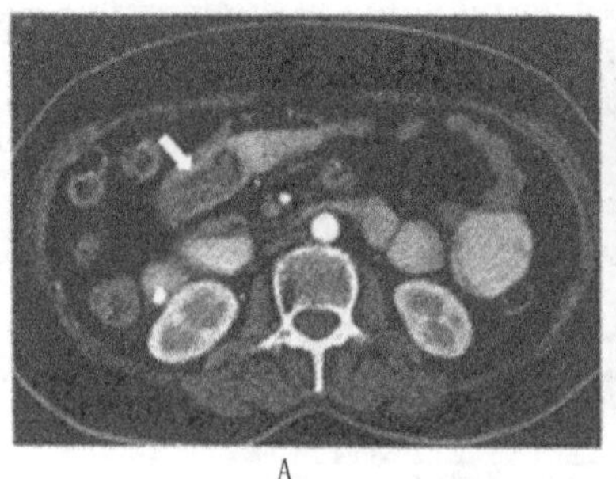

A

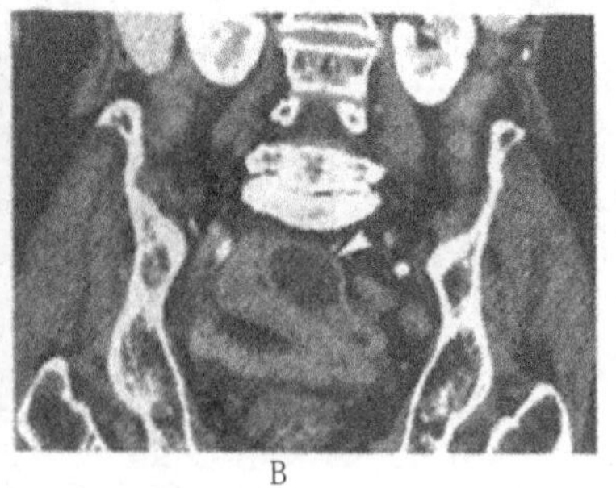

B

图 6-45　粪石性肠梗阻

A.空肠内粪石呈卵圆形低密度灶(箭头),内部有气泡征;B.为回肠粪石冠状位重建,可见粪石呈低密度影,内有气泡及筛孔结构,其远端肠管塌陷

二、肠道炎症

(一)克罗恩病

1.病理和临床概述

小肠克罗恩病是一原因不明的疾病,多见于年轻人。表现为肉芽肿性病变,合并纤维化和溃疡。好发于末段回肠,同时常侵犯回肠和空肠。临床常表现为腹痛、慢性腹泻。

2.诊断要点

受累肠管的肠壁及肠系膜增厚,肠管狭窄,邻近淋巴结肿大和炎性软组织肿块,邻近腹腔内脓肿或瘘管形成(图 6-46)。

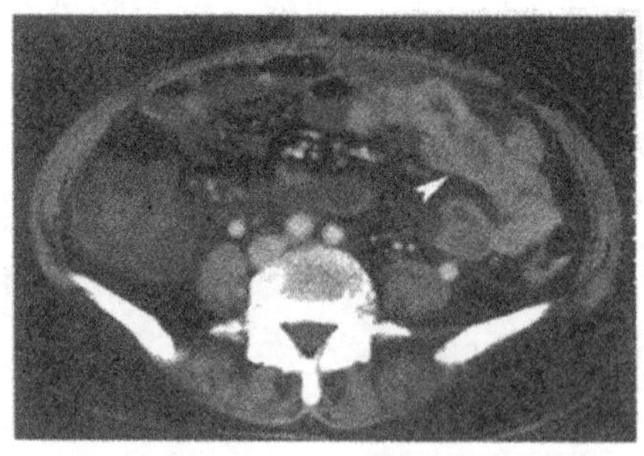

图 6-46　小肠克罗恩病

CT 检查显示左侧小肠肠壁增厚、强化,相应肠管狭窄,远端肠管正常(箭头)

3.鉴别诊断

(1)肠结核:其他部位有结核病灶者有助于诊断,鉴别困难时可行抗结核药物试验性治疗。

(2)肠淋巴瘤：小肠多发病灶，有腹腔淋巴结肿大，临床表现更明显。

(3)慢性溃疡性空回肠炎：肠管狭窄和扩张，临床腹痛、腹泻明显。

4.特别提示

小肠插管气钡双重造影是诊断克罗恩病的首选方法。CT扫描的作用在于显示病变侵入腹腔的情况，可明确腹部包块的性质和腹腔内病变范围。

(二)肠结核

1.病理和临床概述

肠结核好发于回盲部，也可见于空回肠和十二指肠，多见于青壮年。以肠壁和相邻淋巴结的纤维化和炎症为特征。临床常表现为腹痛、腹泻和便秘交替、低热等。

2.诊断要点

病变肠管狭窄，肠壁增厚，邻近淋巴结肿大。若伴有结核性腹膜炎，则可显示腹水和腹膜增厚。

3.鉴别诊断

与克罗恩病、肠淋巴瘤鉴别，增殖型肠结核同淋巴瘤有时鉴别困难，淋巴瘤范围广，淋巴结肿大，肠道受压移位，伴有肝、脾大。

4.特别提示

小肠钡剂造影是诊断肠结核的主要方法。

三、肠道肿瘤

(一)小肠腺癌

1.病理和临床概述

小肠腺癌起源于肠黏膜上皮细胞，好发于十二指肠降段和空肠。多见于老年男性。病理上分肿块型和浸润狭窄型。肿瘤向腔内生长或沿肠壁浸润，产生梗阻症状。

2.诊断要点

肠壁局限性增厚或肿块形成，近端肠腔梗阻扩张，增强扫描病变不均质强化，可伴肠系膜淋巴结肿大。部分腺癌呈局部肠壁水肿增厚改变，但增强扫描有不均匀强化(图 6-47)。

3.鉴别诊断

(1)十二指肠布氏腺增生：增强扫描为均匀一致，同肠壁表现相仿。

(2)小肠淋巴瘤：病灶常呈多发改变。

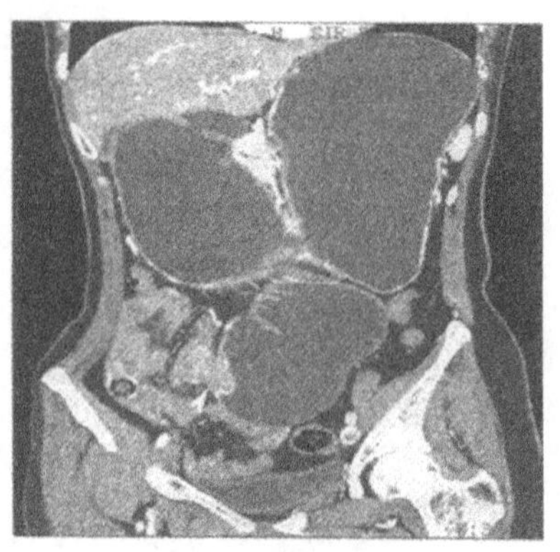

图 6-47 空肠腺癌

CT 冠状位重建可见局部肠管狭窄、肠壁明显增厚,增强扫描有不均匀强化,近端肠管明显扩张

4.特别提示

小肠造影是诊断小肠肿瘤的常用方法。CT 有助于显示肿块大小、形态、范围及同周围器官的关系、转移情况。必要时可行 CT 引导下穿刺活检。

(二)小肠淋巴瘤

1.病理和临床概述

小肠淋巴瘤可原发于小肠,也可为全身淋巴瘤的一部分。淋巴瘤起源于肠壁黏膜下层淋巴组织,向内浸润黏膜,使黏膜皱襞变平、僵硬,向外侵入浆膜层、系膜及淋巴结。临床常有高位肠梗阻症状。

2.诊断要点

肠壁增厚,肠腔狭窄,局部形成肿块,病变向肠腔内、外生长,增强扫描病变轻、中度强化。肠系膜及后腹膜常受累(图 6-48)。

3.鉴别诊断

同小肠腺癌、小肠克罗恩病等鉴别。

4.特别提示

小肠造影是诊断小肠肿瘤的常用方法。CT 有助于显示肿块大小、形态、范围及同周围器官的关系、转移情况。必要时可行 CT 引导下穿刺活检。

(三)结肠癌

1.病理和临床概述

结肠癌为常见消化道肿瘤,好发于直肠及乙状结肠。病理多为腺癌,分增生型、浸润型、溃疡型。临床常有便血及肠梗阻症状。

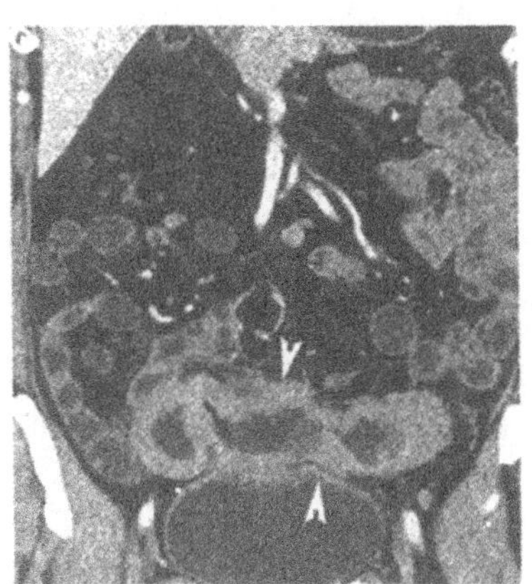

图 6-48　**回肠淋巴瘤**

CT 增强扫描后冠状位重建可见下腹部回肠肠壁明显增厚，范围较广，肠腔未见明显狭窄，增强扫描呈中度均匀强化

2.诊断要点

结肠或直肠壁不规则增厚，累及部分或全周肠壁，肠腔内见分叶状或菜花状肿块，晚期肠腔狭窄并侵犯浆膜，肠外脂肪层密度增高，周围淋巴结肿大。增强扫描病灶强化较明显(图 6-49)。

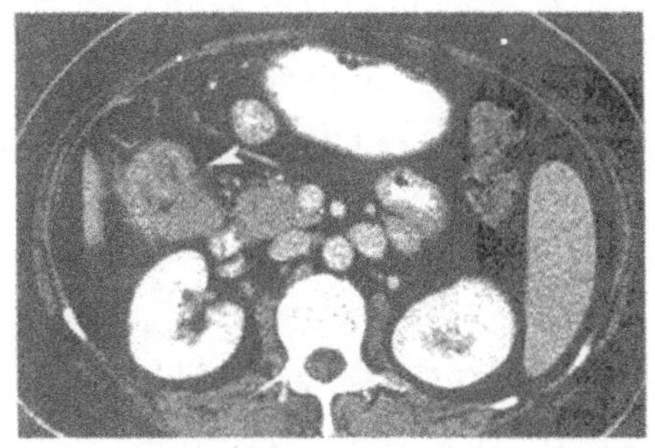

图 6-49　**结肠肝曲癌**

CT 检查显示结肠肝曲肠壁不规则增厚，局部见菜花状肿块突入肠腔，相应肠腔狭窄

3.鉴别诊断

(1)肠结核：病灶多同时累及盲肠、升结肠和回盲部，表现为管腔狭窄变形，三维重建有助于诊断。

(2)溃疡性结肠炎：常先累及直肠和左半结肠，病变呈连续状态，无明显肿块。

4.特别提示

在日常工作中，部分肠梗阻患者因梗阻存在，临床不能行内镜检查，常不能明确梗阻原因，行 CT 检查，能较明确诊断结肠癌。

第七章

颅脑疾病的MR诊断

第一节　囊肿与脑脊液循环异常

一、蛛网膜囊肿

(一)临床表现与病理特征

颅内蛛网膜囊肿是指脑脊液样无色清亮液体被包裹在蛛网膜所构成的袋状结构内形成的囊肿,分先天性囊肿和继发性囊肿。颅内蛛网膜囊肿可发生于各个年龄段,以儿童及青少年多见。患者可终身无症状,常因头部外伤、体检或其他原因行头颅影像学检查而发现。常见症状为颅内压增高、脑积水、局灶性神经功能缺失、头围增大或颅骨不对称畸形等。

(二)MRI 表现

MRI 检查时,T_1WI 显示低信号,T_2WI 显示高信号,与脑脊液信号相同(图 7-1),呈边界清楚的占位病灶,增强时无强化,周围脑组织无水肿,部分脑组织受压移位。与 CT 相比,MRI 为三维图像,且无颅骨伪像干扰。对中线部位、颅后窝及跨越两个颅窝的病变,以及了解病变与脑实质、脑池的关系,MRI 检查可以获得 CT 检查不能得到的信息(图 7-2)。

二、表皮样囊肿

(一)临床表现与病理特征

表皮样囊肿来自外胚层,是胚胎发育过程中外胚层残余组织异位所致。囊壁为正常表皮,内含角质物,有时含胆固醇结晶。占颅内肿瘤的 0.2%～1.8%。多发生于桥小脑角、岩斜区,手术全切除较为困难。

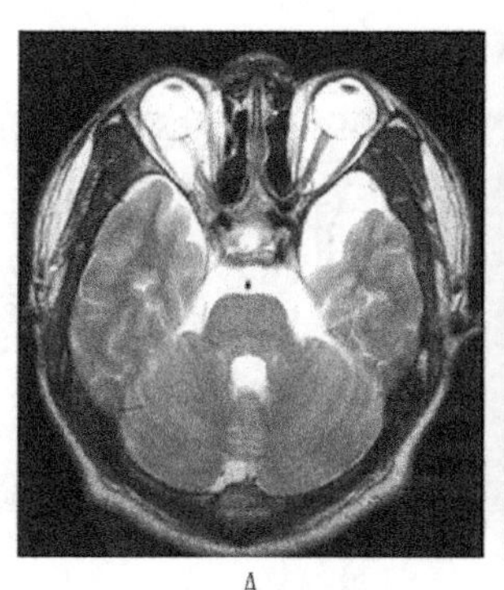
A

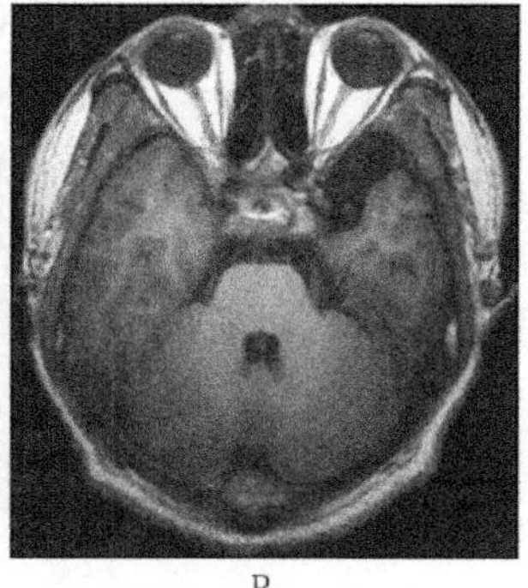
B

图 7-1　蛛网膜囊肿

A、B.轴面 T_2WI 及 T_1WI 显示左侧颞极长圆形长 T_1、长 T_2脑脊液信号，边界清楚，相邻颞叶受推移

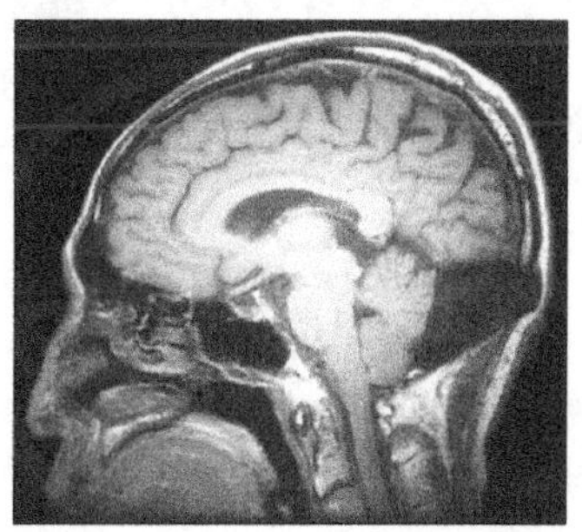

图 7-2　枕大池蛛网膜囊肿

矢状面 T_1WI 显示枕大池内团状脑脊液信号影，膨胀性生长，相邻小脑及颅后窝骨板受压

临床症状与病变部位有关。①桥小脑角型：最常见，早期三叉神经痛，晚期出现桥小脑角征，脑神经功能障碍，如面部疼痛，感觉减退、麻木，共济失调；②岩斜区型：常为三叉神经痛及三叉神经分布区感觉运动障碍，由于肿瘤生长缓慢、病情长，且呈囊性沿间隙生长，以致肿瘤大而临床表现轻；③脑实质内型：大脑半球常有癫痫发作及颅内压增高，颅后窝者多出现共济失调及后组脑神经麻痹。

（二）MRI 表现

肿瘤多发生于额、颞叶邻近颅底区表浅部位，如桥小脑角、鞍上池、岩斜区，形态不规则，边缘不光整。肿瘤沿蛛网膜下腔匐行生长，呈“见缝就钻”特性。由于表皮样囊肿内的胆固醇和脂肪大多不成熟，且含量较少，所以决定表皮样囊肿MR 信号的主要因素是上皮组织。表皮样囊肿在 T_1WI 呈低信号，在 T_2WI 呈高信号，信号明显高于脑组织和脑脊液，包膜在 T_1 和 T_2 相均呈高信号。增强扫描时，病灶无强化(图 7-3)，或其边缘及局部仅有轻、中度强化。

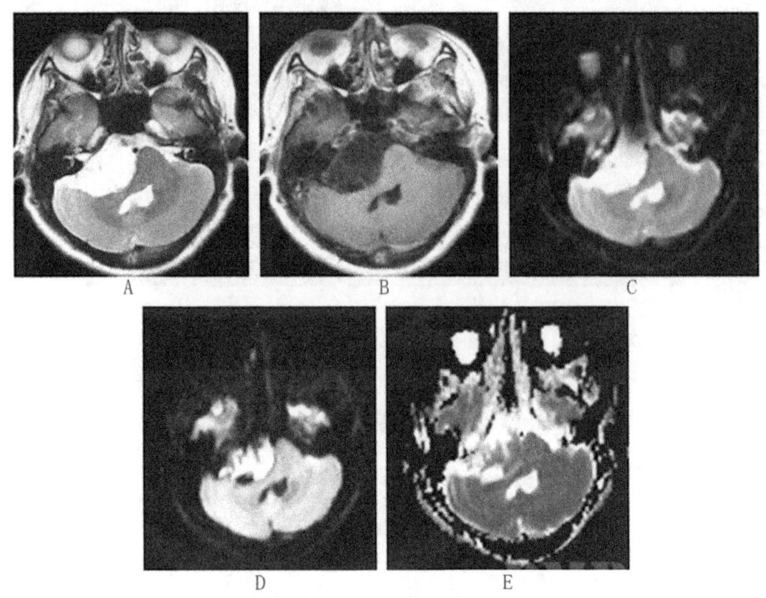

图 7-3 表皮样囊肿

A、B.轴面 T_2WI 及 T_1WI 增强像显示右侧脑桥小脑角区囊性异常信号，信号欠均匀，病灶未见明显强化；C.轴面弥散加权成像(DWI)(b=0)，病灶呈稍高信号；D.轴面 DWI(b=1 000)；E.轴面表观弥散系数(ADC)图，可见病灶信号不均匀，弥散降低

三、皮样囊肿

(一)临床表现与病理特征

颅内皮样囊肿是罕见的先天性肿瘤，起源于妊娠 3～5 周外胚层表面，与神经管分离不完全而包埋入神经管内，胎儿出生后形成颅内胚胎肿瘤，占颅内肿瘤的 0.2%。常发生在中线部位硬脑膜外、硬脑膜下或脑内，位于颅后窝者占 2/3，以小脑蚓部、第四脑室及小脑半球为多。常见于 30 岁年龄组，无性别差异。

临床表现与其占位效应和自发破裂有关。皮样囊肿的胆固醇粒子进入蛛网膜下腔可引起脑膜刺激症状。癫痫和头痛最常见。囊壁破裂后可引起化学性脑膜炎、血管痉挛、脑梗死等。少数囊壁通过缺损的颅骨与皮肤窦相通，感染后可引起脑脓肿。

(二)MRI 表现

囊肿呈囊状，边界清楚，信号强度较低。但由于其内含有毛发等不同成分，信号不均匀，以 T_2WI 为著。注射 Gd-DTPA 后囊肿无强化(图 7-4)，部分囊壁轻度强化。皮样囊肿破裂后，病灶与周围组织分界欠清，蛛网膜下腔或脑室内出现脂肪信号。脂肪抑制像可见高信号消失(图 7-5)。在桥小脑角区短 T_1、短 T_2 信号病变的鉴别诊断中，应考虑皮样囊肿。

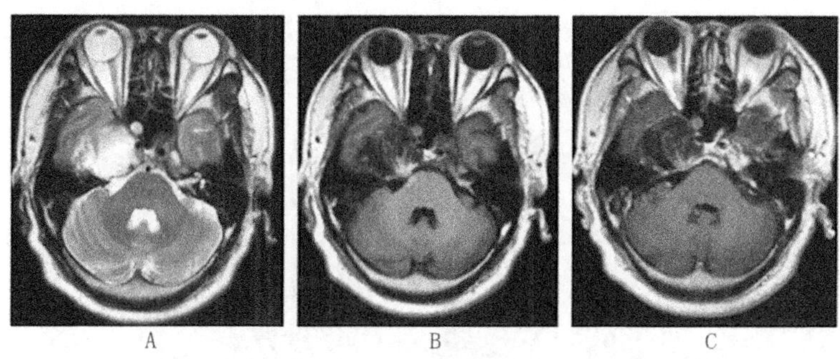

图 7-4　皮样囊肿(一)

A、B.轴面 T_2WI 及 T_1WI 显示右侧颞叶内侧片状混杂信号，内见斑片状短 T_1 信号，边界清楚；C.轴面增强 T_1WI 显示病灶无强化

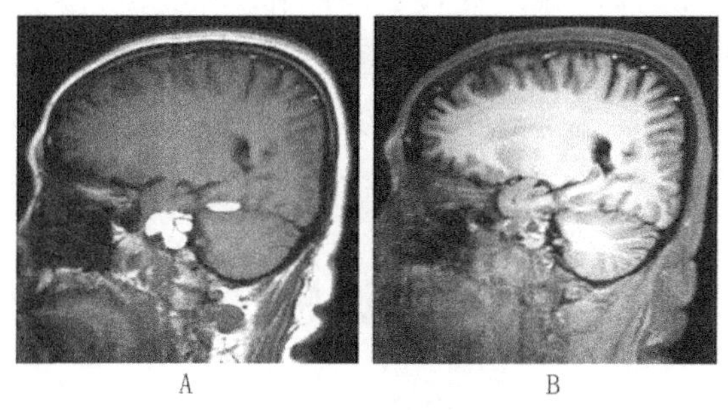

图 7-5　皮样囊肿(二)

A.矢状面 T_1WI 显示岩骨尖及小脑幕团状及片状短 T_1信号；B.矢状面 T_1WI 脂肪抑制像显示异常短 T_1信号被抑制，提示脂性病灶

四、松果体囊肿

(一)临床表现与病理特征

松果体囊肿是一种非肿瘤性囊肿，是一种正常变异。囊肿起源尚不清楚，大小一般为 5～15 mm。囊肿壁组织学分 3 层，外层为纤维层，中层为松果体实质，内层为胶质组织，无室管膜细胞。患者大多无症状。但由于囊肿上皮具有分泌功能，可随时间延长而使囊肿逐渐增大，产生占位效应，出现临床症状，称为症状性松果体囊肿。症状包括：①阵发性头痛，伴有凝视障碍；②慢性头痛，伴有凝视障碍、眼底水肿及脑积水；③急性脑积水症状。

(二)MRI 表现

MRI 表现为松果体区囊性病变，呈椭圆形或圆形，边缘光滑、规整。囊壁薄、均匀完整，于各扫描序列同脑皮质等信号。增强扫描部分囊壁环状强化，部分不强化。其强化机制是由于囊壁中残余的松果体实质碎片引起或是囊肿邻近血管结构的强化所致。囊内容物同脑脊液信号相似(图 7-6)。

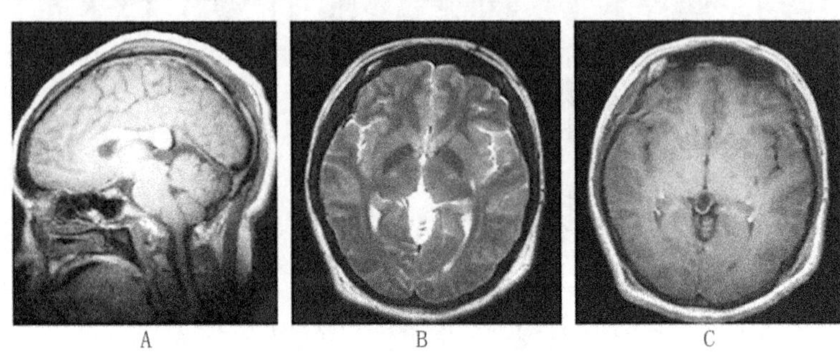

图 7-6　松果体囊肿

A、B.矢状面 T_1WI 及轴面 T_2WI 显示松果体区小圆形囊性信号，边界清楚；C.轴面增强 T_1WI 显示囊性病灶后缘略显强化

第二节　脑白质病

脑白质病可分为髓鞘形成异常和脱髓鞘疾病两大部分。在此分述如下。

髓鞘形成异常是一组髓鞘形成障碍的疾病，其原因包括染色体先天缺陷或某些特异酶缺乏，导致正常代谢障碍，神经髓鞘不能正常形成。与脱髓鞘疾病不同，髓鞘形成异常通常不伴有特异性炎性反应，而且病变范围广泛、弥漫。该组疾病包括中枢神经系统海绵状变性、异染性脑白质营养不良及先天性皮质外轴索再生障碍症等异常。

一、中枢神经系统海绵状变性

(一)临床表现与病理特征

本病是一种较罕见的家族遗传性疾病，呈常染色体隐性遗传。病理改变为慢性脑水肿、广泛的空泡形成、大脑白质海绵状变性。以皮质下白质及深部灰质受累为主，中央白质相对较轻。髓磷脂明显缺失。星形细胞肿胀、增生。临床表现为出生后 10 个月内起病，以男婴多见，发病迅速，肢体松弛，举头困难，而后肌张力增高，去大脑强直与抽搐发作，视神经萎缩及失明。稍大儿童可有巨脑。常在2～3 岁时死亡。5 岁以后发病以智力障碍为主，可有小脑性共济失调。

（二）MRI 表现

MRI 显示大脑白质长 T_1、长 T_2 异常信号，广泛、弥漫、对称，不强化。头颅巨大、颅缝分开。晚期脑萎缩，脑室扩大。

二、肾上腺脑白质营养不良

（一）临床表现与病理特征

本病为染色体遗传的过氧化物酶体病变。由于全身性固醇或饱和极长链脂肪酸在细胞内异常堆积，致使脑和肾上腺发生器质性与功能性改变。由于是在髓鞘形成以后又被破坏，严格讲本病属于脱髓鞘病变。病理检查见大脑白质广泛性、对称性脱髓鞘改变，由枕部向额部蔓延，以顶颞叶变化为著。可累及胼胝体，但皮质下弓形纤维往往不被侵及。脱髓鞘区可见许多气球样巨噬细胞，经苏丹Ⅳ染色为橘红色。血管周围呈炎性改变，并可有钙质沉积。电镜下，巨噬细胞、胶质细胞内有特异性的层状胞质含体。肾上腺萎缩及发育不全可同时存在。晚期，脑白质广泛减少，皮质萎缩，脑室扩大。

根据发病年龄及遗传染色体不同分为 3 种类型。①儿童型：最常见。为X连锁隐性遗传。仅见于男性，通常在 4～8 岁发病。表现为行为改变、智力减退及视觉症状，可有肾上腺功能不全症状（异常皮肤色素沉着）。病程进行性发展，发病后数年内死亡。②成人型：较常见。属性染色体隐性遗传，见于20～30 岁男性。病程长，有肾上腺功能不全、性腺功能减退、小脑共济失调和智力减退。③新生儿型：为常染色体隐性遗传。于出生后 4 个月内出现症状。临床表现有面部畸形、肌张力减低及色素性视网膜炎。精神发育迟缓，常有癫痫发作。一般在 2 岁前死亡。

（二）MRI 表现

顶枕叶白质首先受累，继之向前累及颞、顶、额叶白质。有时累及胼胝体压部及小脑。病灶周边可有明显强化。经与病理对照发现，这种周边强化实际上代表炎性活动，而疾病后期的无强化，则反映完全性髓鞘结构丧失。在 T_2WI，双侧枕叶白质内可见片状高信号，并向视放射及胼胝体压部扩展（图 7-7）。部分病例病变可通过内囊、外囊及半卵圆中心向前发展，但较少累及皮质下弓状纤维。

偶有病变最先发生在额叶，并由前向后发展。在成人型病例中，MRI 表现无特异性，可见白质内长 T_1、长 T_2 局灶性异常信号，可有轻度脑萎缩。

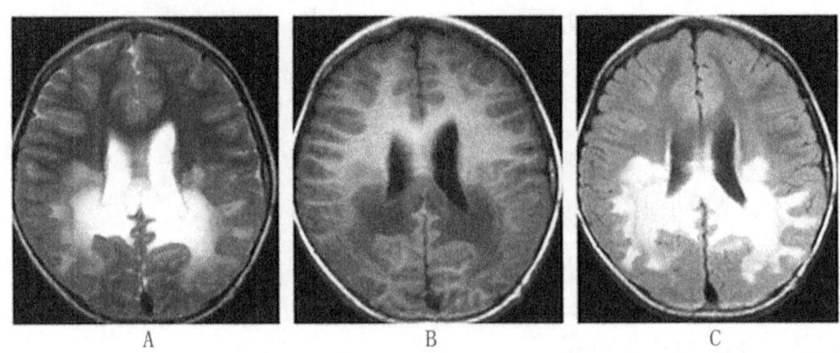

图 7-7 肾上腺脑白质营养不良

A、B.轴面 T_2WI 及 T_1WI 显示双侧颞后枕叶对称性片状长 T_1、长 T_2信号，胼胝体受累；C.轴面液体抑制反转恢复(FLAIR)像显示病变白质为高信号

三、球形细胞脑白质营养不良

(一)临床表现与病理特征

本病属于溶酶体异常，为常染色体隐性遗传疾病。由于β-半乳糖苷酶缺乏，使脑苷酯类代谢障碍，导致髓鞘形成不良。病理检查见大脑髓质广泛而对称性的髓鞘缺乏区，轴索常受累，并可累及小脑及脊髓，病变区星形胶质细胞增生明显，其特征性改变为在白质小血管周围常见丛集的所谓类球状细胞。这种细胞为体积较大的多核类上皮细胞，胞体内含大量脑苷酯类物质。发病有家族遗传史，首发症状见于生后 2～6 个月(婴儿型)。临床表现为发育迟缓、躁动、过度兴奋、痉挛状态。检查可见痴呆、视神经萎缩、皮质盲、四肢痉挛性瘫痪。一般在 3～5 年内死亡。偶有晚发型。

(二)MRI 表现

在疾病早期，丘脑、尾状核、脑干、小脑和放射冠可见对称性弥漫性长 T_2 异常信号。中期可见室周斑状异常信号。晚期呈弥漫性脑白质萎缩。

四、异染性脑白质营养不良

(一)临床表现与病理特征

本病为常染色体隐性遗传疾病，为脑脂质沉积病的一种。因芳基硫酸酯酶 A 缺乏，导致硫脂在巨噬细胞和胶质细胞内的异染颗粒里异常沉积而发病。病理改变为大脑半球、脑干及小脑白质内广泛脱髓鞘，以少突胶质细胞脱失明显。

用甲苯胺蓝染色可见颗粒状的红黑色异染物质广泛分布。临床表现可根据发病年龄分为以下 4 型。①晚期婴儿型：最常见，1～2 岁时开始不能维持正常姿势，肌张力下降，运动减少，以后智力减退，由软瘫转为痉挛性瘫痪，并可有小脑共济失调、眼震、视神经萎缩、失语，逐渐去脑强直、痴呆，多于 5 岁前死于继发感染；②少年型：于 4～5 岁起病，进展缓慢，常有人格改变及精神异常；③婴儿型：出生后 6 个月内发病；④成人型：16 岁后发病。

(二)MRI 表现

不具特异性。MRI 显示脑白质内弥漫性融合性长 T_1、长 T_2 信号(图 7-8)。早期病变以中央白质区为主，并累及胼胝体。晚期累及皮质下白质，脑萎缩。无强化，无占位效应。

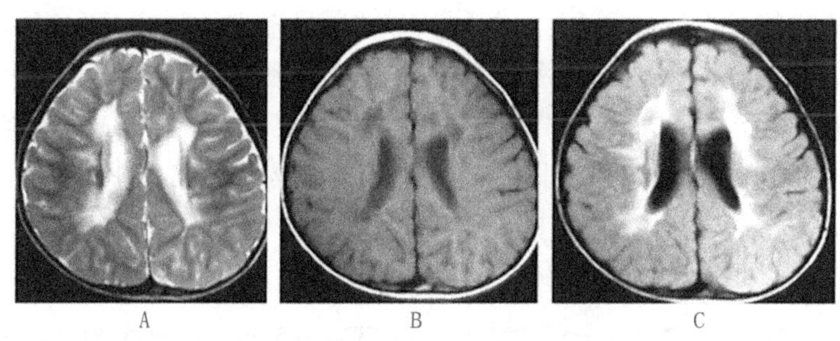

图 7-8　异染性脑白质营养不良

A、B.轴面 T_2WI 及 T_1WI 显示双侧室旁片状长 T_1、长 T_2信号；C.轴面 FLAIR 像显示双侧室旁高信号病变

五、多发性硬化

(一)临床表现与病理特征

多发性硬化是一种慢性进行性疾病，特征是在大脑及脊髓发生多处播散的脱髓鞘斑块，从而引起多发性与变化不一的神经症状与体征，且有反复加重与缓解的特点。病因不清，可能与自身免疫反应或慢性病毒感染有关。病理检查见散在的脱髓鞘斑块或小岛，少突胶质细胞破坏，伴有血管周围炎症。病变主要发生于白质内，尤其是脑室周围、视神经、脊髓侧柱与后柱(颈胸段常发生)，中脑、脑桥、小脑也受累。大脑皮质及脊髓灰质也有病变。早期，神经细胞体及轴突可保持正常；晚期，轴突破坏，特别是长神经束轴突，继而胶质纤维增生，表现为“硬化”。不同时期病灶可同时存在。

多发性硬化多见于 20～40 岁，女性多于男性。部分病例发病前有受寒、感冒等诱因及前驱症状。症状特点是多灶性及各病灶性症状此起彼伏，恶化与缓解相交替。按主要损害部位可分为脊髓型、脑干小脑型及大脑型。①脊髓型，最常见，主要为脊髓侧束、后束受损的症状，有时可呈脊髓半侧损害或出现脊髓圆锥、前角病损的症状，脊髓某一节段受到大的硬化斑或多个融合在一起的硬化斑破坏时，可出现横贯性脊髓损害征象。②脑干或脑干小脑型，也较常见，病损部位主要在脑干与小脑，脑干以脑桥损害多见，临床表现为 Charcot 三联征、运动障碍、感觉障碍及脑神经损害，后者以视神经损害最常见。③大脑型，少见，根据病变部位及病程早晚，可有癫痫发作、运动障碍及精神症状。

(二)MRI 表现

多发性硬化斑块常见部位为脑室周围、胼胝体、小脑、脑干和脊髓。MRI 显示多发性硬化的早期脱髓鞘病变优于 CT，敏感度超过 85%。FLAIR 序列包括增强后 FLAIR 序列，是目前显示多发性硬化斑块最有效的 MR 序列之一。多发性硬化斑块呈圆形或卵圆形，在 T_2 FLAIR 序列呈高信号，在 T_1WI 呈等信号或低信号。注射对比剂后增强扫描时，活动性病灶表现为实性或环状强化(图 7-9)，而非活动性病灶往往不强化。对于不典型病例，需要综合临床表现、免疫生化及影像检查结果，方可正确诊断。

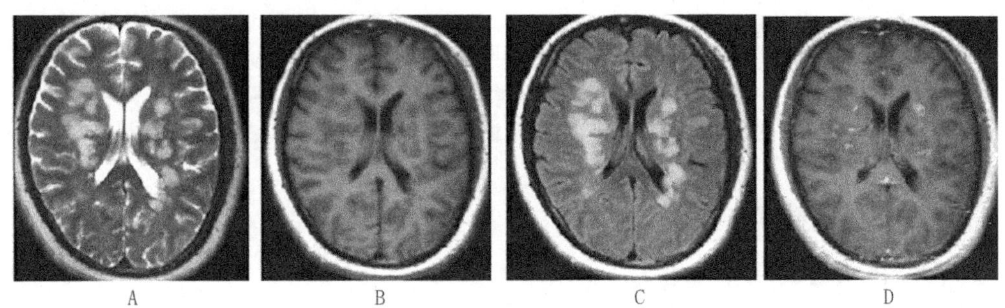

图 7-9　多发性硬化

A、B.轴面 T_2WI 及 T_1WI 显示双侧室旁白质内多发的斑块状长 T_1、长 T_2 异常信号；C.轴面 FLAIR 像显示双侧室旁白质内高信号病灶更明显；D.轴面增强 T_1WI 显示斑点和斑片状强化病灶

六、弥漫性硬化

(一)临床表现与病理特征

弥漫性硬化是一种罕见的脱髓鞘疾病。常见于儿童，故也称儿童型多发性硬化。病理改变为大脑白质广泛性脱髓鞘，呈弥漫不对称分布，常为一侧较明显。病变多由枕叶开始，逐渐蔓延至顶叶、颞叶与额叶，或向对侧扩展。白质

髓鞘脱失由深至浅融合成片，可累及皮质。脑干、脊髓也可见脱髓鞘后形成的斑块。晚期因髓质萎缩出现第三脑室及侧脑室扩大，脑裂、脑池增宽。

患者多在10岁前发病，起病或急或缓。根据受累部位不同出现不同症状。枕叶症状：从同侧偏盲至全盲，从视力减退至失明，瞳孔功能与眼底常无改变；顶颞叶症状：失听、失语、失用与综合感觉障碍；额叶症状：智力低下、情感不稳、行为幼稚。也可出现四肢瘫或偏瘫，癫痫大发作或局限性运动性发作。

（二）MRI表现

病灶大多位于枕叶，表现为长 T_2 异常信号；在 T_1WI，病灶可为低信号、等信号或高信号；注射对比剂后病灶边缘可强化。病变晚期主要表现为脑萎缩。

七、急性播散性脑脊髓炎

（一）临床表现与病理特征

常发生于病毒感染（如麻疹、风疹、天花、水痘、腮腺炎、百日咳、流行性感冒）或细菌感染（如猩红热）之后，也可发生于接种疫苗（如狂犬病疫苗、牛痘疫苗）之后。病理改变为脑与脊髓广泛的炎性脱髓鞘反应，以白质中小静脉周围的髓鞘脱失为特征。病变区血管周围有炎症细胞浸润、充血、水肿，神经髓鞘肿胀、断裂及脱失，形成点状软化坏死灶，并可融合为大片软化坏死区，可有胶质细胞增生。病灶主要位于白质，但也可损及灰质与脊神经根。临床急性起病，儿童及青壮年多发，发病前1～2周有感染或接种史。首发症状多为头痛、呕吐，体温可再度升高。中枢神经系统受损广泛，出现大脑、脑干、脑膜及脊髓症状与体征。

（二）MRI表现

双侧大脑半球可见广泛弥散的长 T_1、长 T_2 异常信号，病灶边界清楚，可累及基底核区及灰质。急性期因水肿使脑室受压、变小。注射对比剂后，病灶无强化，或呈斑片状、环状强化。较大孤立强化病灶的影像表现可类似肿瘤，应结合病史进行鉴别。晚期灰白质萎缩，脑沟裂及脑室增宽。

第三节 脑血管疾病

一、高血压脑出血

(一)临床表现与病理特征

高血压脑动脉硬化为脑出血的常见原因,出血多位于幕上,小脑及脑干出血少见。患者多有明确病史,突然发病,出血量一般较多,幕上出血常见于基底核区,也可发生在其他部位。脑室内出血常与尾状核或基底神经节血肿破入脑室有关,影像学检查显示脑室内血肿信号或密度,并可见液平面。脑干出血以脑桥多见,由动脉破裂所致,由于出血多,压力较大,可破入第四脑室。

(二)MRI表现

高血压动脉硬化所致脑内血肿的影像表现与血肿发生时间密切相关。对于早期脑出血,CT显示优于MRI。急性期脑出血,CT表现为高密度,尽管由于颅底骨性伪影使少量幕下出血有时难以诊断,但大多数脑出血可清楚显示,一般出血后6～8周,由于出血溶解,在CT上表现为脑脊液密度。血肿的MRI信号多变,并受多种因素影响,除血红蛋白状态外,其他因素有磁场强度、脉冲序列、红细胞状态、凝血块的时间、氧合作用等。

MRI的优点是可以观察出血的溶解过程。了解出血的生理学改变,是理解出血信号在MRI变化的基础。简单地说,急性出血由于含氧合血红蛋白及脱氧血红蛋白,在T_1WI上呈等信号至轻度低信号,在T_2WI呈灰至黑色(低信号);亚急性期出血(一般指3天至3周)由于正铁血红蛋白形成,在T_1WI及T_2WI均呈高信号(图7-10)。随着正铁血红蛋白被巨噬细胞吞噬、转化为含铁血黄素,在T_2WI可见在血肿周围形成一低信号环。以上出血过程的MRI特征,在高场强MR仪显像时尤为明显。

二、超急性期脑梗死与急性脑梗死

(一)临床表现与病理特征

脑梗死是常见疾病,具有发病率、死亡率和致残率高的特点,严重威胁人类健康。伴随着脑梗死病理生理学的研究进展,特别是提出“半暗带”概念和开展超微导管溶栓治疗后,临床需要在发病的超急性期及时明确诊断,并评价缺血脑

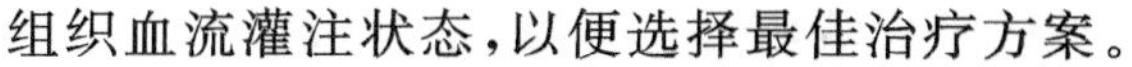
组织血流灌注状态，以便选择最佳治疗方案。

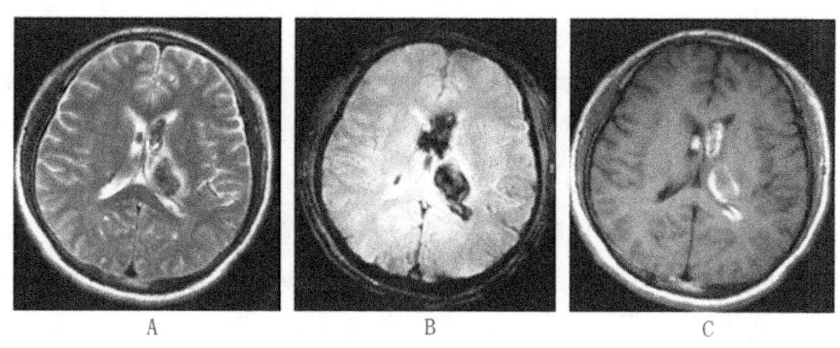

图 7-10　脑出血

A.轴面 T_2WI；B.轴面梯度回波像；C.轴面 T_1WI；MRI 显示左侧丘脑血肿，破入双侧侧脑室体部和左侧侧脑室枕角

MRI 检查是诊断缺血性脑梗死的有效方法。发生在 6 小时内的脑梗死称为超急性期脑梗死。梗死发生 4 小时后，由于病变区持续性缺血缺氧，细胞膜离子泵衰竭，发生细胞毒性脑水肿。6 小时后，血-脑屏障破坏，继而出现血管源性脑水肿，脑细胞出现坏死。1～2 周，脑水肿逐渐减轻，坏死脑组织液化，梗死区出现吞噬细胞，清除坏死组织；同时，病变区胶质细胞增生，肉芽组织形成。8～10 周，形成囊性软化灶。少数缺血性脑梗死在发病 24～48 小时可因血液再灌注发生梗死区出血，转变为出血性脑梗死。

（二）MRI 表现

常规 MRI 用于诊断脑梗死的时间较早。但由于常规 MRI 特异性较低，往往需要在发病6 小时以后才能显示病灶，而且不能明确病变的范围及半暗带大小，也无法区别短暂性脑缺血发作与急性脑梗死，因此其诊断价值受限。随着 MRI 技术的发展，功能性 MRI 检查提供了丰富的诊断信息，使缺血性脑梗死的诊断有了突破性进展。

在脑梗死超急性期，T_2WI 上脑血管出现异常信号，表现为正常的血管流空效应消失。T_1WI 增强扫描时，出现动脉增强的影像，这是最早的表现。它与脑血流速度减慢有关，此征象在发病 3～6 小时即可发现。血管内强化一般出现在梗死区域及其附近，皮质梗死较深部白质梗死更多见。基底核、丘脑、内囊、大脑脚的腔隙性梗死一般不出现血管内强化，大范围的脑干梗死有时可见血管内强化。

由于脑脊液的流动伪影及与相邻脑皮质产生的部分容积效应，常规 T_2WI 不易显示位于大脑皮质灰白质交界处、岛叶及脑室旁深部脑白质的病灶，且不易鉴别脑梗死分期。FLAIR 序列由于抑制脑脊液信号,同时增加 T_2 权重成分,背景信号减低,使病灶与正常组织的对比显著增加,易于发现病灶。FLAIR 序列的另一特点是可鉴别陈旧与新鲜梗死灶。陈旧与新鲜梗死灶在 T_2WI 均为高信号。而在 FLAIR 序列,由于陈旧梗死灶液化,内含自由水,T_1 值与脑脊液相似,故软化灶呈低信号,或低信号伴周围环状高信号;新鲜病灶含结合水,T_1 值较脑脊液短,呈高信号。但 FLAIR 序列仍不能对脑梗死作出精确分期,同时对于<6 小时的超急性期病灶,FLAIR 的检出率也较差。DWI 技术在脑梗死中的应用解决了这一问题。

DWI 对缺血改变非常敏感,尤其是超急性期脑缺血。脑组织急性缺血后,由于缺血、缺氧、Na^+-K^+-ATP 酶泵功能降低,导致水钠滞留,首先引起细胞毒性水肿,水分子弥散运动减慢,表现为 ADC 值下降,继而出现血管源性水肿,随后细胞溶解,最后形成软化灶。相应地,在急性期 ADC 值先降低后逐渐回升,在亚急性期 ADC 值多数降低。DWI 图与 ADC 图的信号表现相反,在 DWI 弥散快(ADC 值高)的组织呈低信号,弥散慢(ADC 值低)的组织呈高信号。人脑发病后 2 小时即可在 DWI 发现直径 4 mm 的腔隙性病灶。急性期病例 T_1WI 和 T_2WI 均可正常,FLAIR 部分显示病灶,而在 DWI 均可见脑神经体征相对应区域的高信号。发病 6～24 小时,T_2WI 可发现病灶,但病变范围明显<DWI,信号强度明显低于 DWI。发病 24～72 小时,DWI 与 T_1WI、T_2WI、FLAIR 显示的病变范围基本一致。72 小时后进入慢性期,随诊观察到 T_2WI 仍呈高信号,而病灶在 DWI 信号下降,且在不同病理进程中信号表现不同。随时间延长,DWI 信号继续下降,表现为低信号,此时 ADC 值明显升高。因此,DWI 不仅能对急性脑梗死定性分析,还可通过计算 ADC 与相对 ADC 值做定量分析,鉴别新鲜和陈旧脑梗死,评价疗效及预后。

DWI、FLAIR、T_1WI、T_2WI 敏感性比较:对于急性脑梗死,FLAIR 序列敏感性高,常早于 T_1WI、T_2WI 显示病变,此时 FLAIR 成像可取代常规 T_2WI;DWI 显示病变更为敏感,病变与正常组织间的对比更高,所显示的异常信号范围均不同程度大于常规 T_2WI 和 FLAIR 序列,因此 DWI 敏感性最高。但 DWI 空间分辨率相对较低,磁敏感性伪影影响显示颅底部病变(如颞极、额中底部、小脑),而 FLAIR 显示这些部位的病变较 DWI 清晰。DWI 与 FLAIR 技术在评价急性脑梗死病变中具有重要的临床价值,两者结合应用能准确诊断早期脑梗死,鉴别新旧梗死病灶,指导临床溶栓灌注治疗。

灌注加权成像(PWI)显示脑梗死病灶比其他 MRI 更早,且可定量分析脑血流量。大多数病例PWI与DWI表现存在一定差异。在超急性期，PWI显示的脑组织血流灌注异常区域大于DWI的异常信号区，且DWI显示的异常信号区多位于病灶中心。缺血半暗带是指围绕异常弥散中心的周围正常弥散组织，它在急性期灌注减少，随病程进展逐渐加重。如不及时治疗，于发病几小时后，DWI所显示的异常信号区域将逐渐扩大，与PWI所显示的血流灌注异常区域趋于一致，最后发展为梗死灶。同时应用PWI和DWI，有可能区分可恢复性缺血脑组织与真正的脑梗死（图7-11、图7-12）。

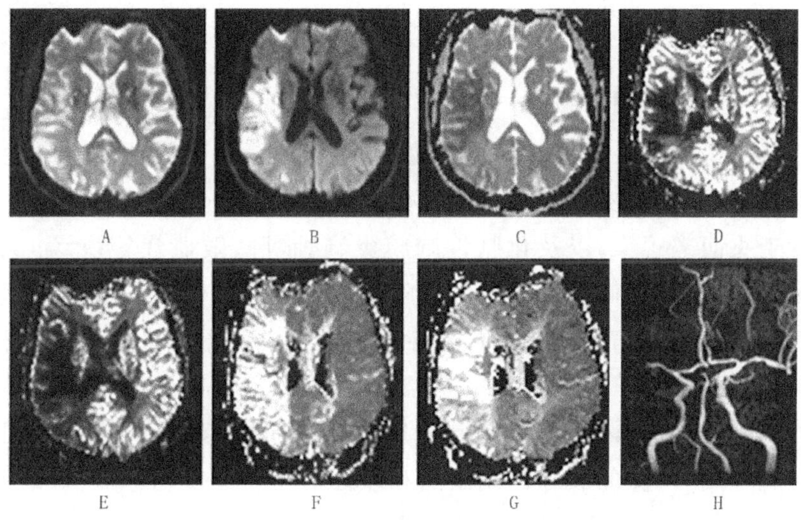

图7-11 超急性期脑梗死

A.轴面DWI(b=0)，右侧大脑中动脉分布区似见高信号；B.DWI(b=1 500)显示右侧大脑中动脉分布区异常高信号；C.ADC图显示相应区域低信号；D.PWI显示脑血流量减低；E.PWI显示脑血容量减低；F.PWI显示平均通过时间延长；G.PWI显示达峰时间延长；H.MR血管成像显示右侧MCA闭塞

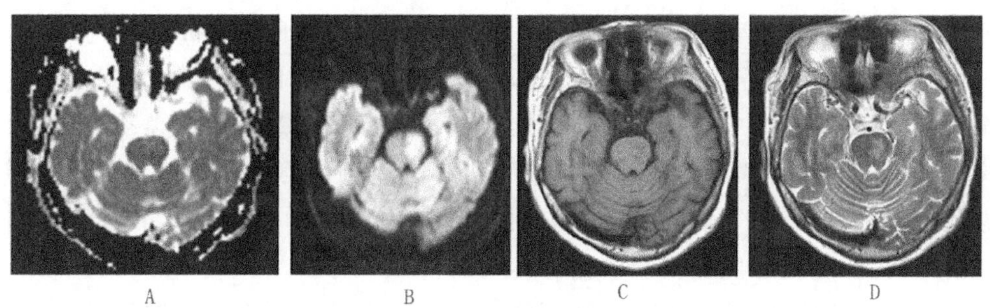

图7-12 脑桥急性脑梗死

A.轴面ADC图未见明显异常信号；B.DWI显示左侧脑桥异常高信号；C.轴面T_1WI，左侧脑桥似见稍低信号；D.在T_2WI，左侧脑桥可见稍高信号

磁共振波谱(MRS)可区分水质子信号与其他化合物或原子中质子产生的信号,使脑梗死的研究达到细胞代谢水平。这有助于理解脑梗死的病理生理变化,早期诊断,判断预后和疗效。急性脑梗死^{31}P-MRS主要表现为磷酸肌酸和三磷酸腺苷下降,无机磷升高,同时pH降低。发病后数周^{31}P-MRS的异常信号改变可反映梗死病变不同演变的代谢状况。脑梗死发生24小时内,^{1}H-MRS显示病变区乳酸持续性升高,这与葡萄糖无氧酵解有关。有时可见N-乙酰天门冬氨酸降低,或因髓鞘破坏出现胆碱升高。

三、静脉窦血栓

(一)临床表现与病理特征

脑静脉窦血栓是一种特殊类型的脑血管病,分为非感染性与感染性两大类。前者多由外伤、消耗性疾病、某些血液病、妊娠、严重脱水、口服避孕药等所致,后者多继发于头面部感染,以及化脓性脑膜炎、脑脓肿、败血症等疾病。主要临床表现为颅内高压,如头痛、呕吐、视力下降、视盘水肿、偏侧肢体无力、偏瘫等。

本病发病机制和病理变化不同于动脉血栓形成,脑静脉回流障碍和脑脊液吸收障碍是主要改变。若静脉窦完全阻塞并累及大量侧支静脉,或血栓扩展到脑皮质静脉时,出现颅内压增高和脑静脉、脑脊液循环障碍,导致脑水肿、出血、坏死。疾病晚期,严重的静脉血流淤滞和颅内高压将继发动脉血流减慢,导致脑组织缺血、缺氧,甚至梗死。因此,临床表现多样性是病因及病期不同、血栓范围和部位不同,以及继发脑内病变综合作用的结果。

(二)MRI表现

MRI诊断静脉窦血栓有一定优势,一般不需增强扫描。磁共振静脉成像可替代数字减影血管造影检查。脑静脉窦血栓最常发生于上矢状窦,根据形成时间长短,MRI表现复杂多样(图7-13),给诊断带来一定困难。急性期静脉窦血栓通常在T_1WI呈中等或明显高信号,T_2WI显示静脉窦内极低信号,而静脉窦壁呈高信号。随着病程延长,T_1WI及T_2WI均呈高信号;有时在T_1WI,血栓边缘呈高信号,中心呈等信号,这与脑内血肿的演变一致。T_2WI显示静脉窦内流空信号消失,随病程发展甚至萎缩、闭塞。

需要注意的是,缩短重复时间可使正常人脑静脉窦在T_1WI信号增高,与静脉窦血栓混淆。由于MR的流入增强效应,在T_1WI上正常人脑静脉窦可由流空信号变为明亮信号,与静脉窦血栓表现相同。另外,血流缓慢可使静脉窦信号强度增高;颞静脉存在较大逆流,可使部分发育较小的横窦呈高信号;乙状窦和颈静脉球内的涡流也常在自旋回波序列图像上呈高信号。因此，对于疑似病例，应通过延长重复时间、改变扫描层面，以及做磁共振静脉成像检查进一步鉴别。

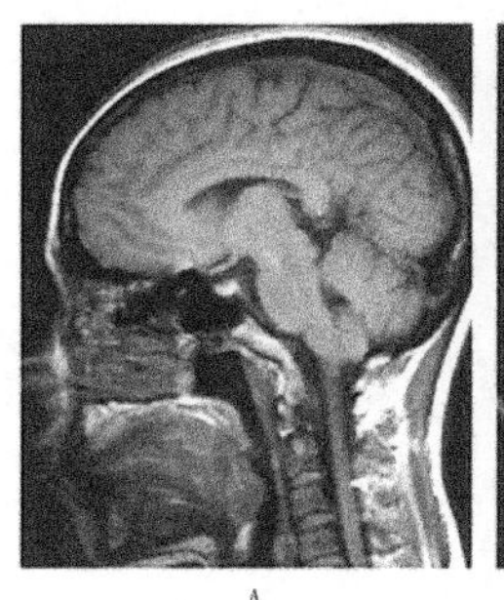
A

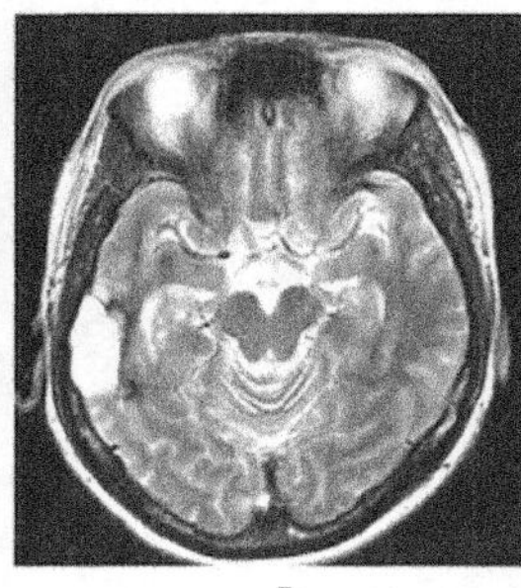
B

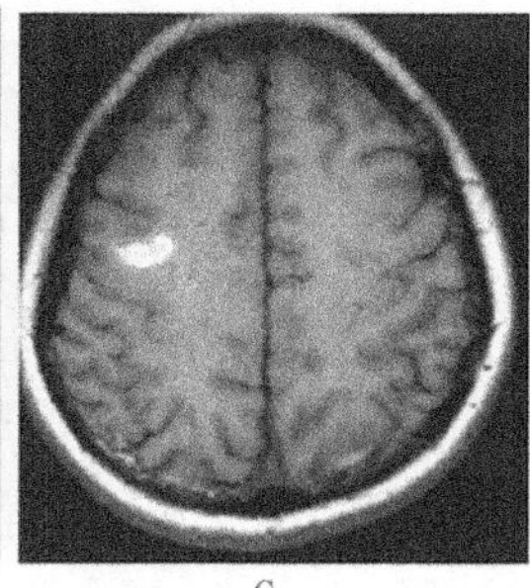
C

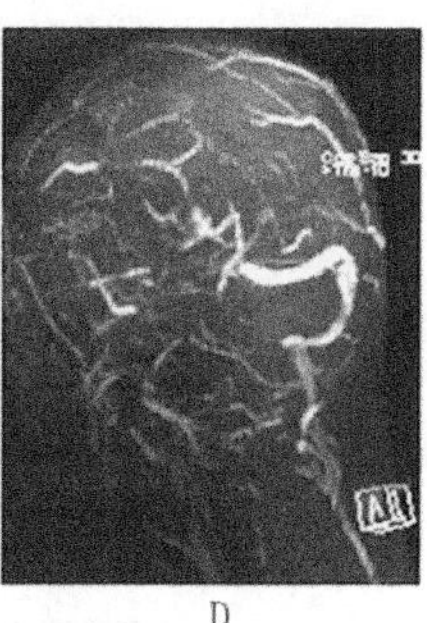
D

图 7-13　静脉窦闭塞

A.矢状面 T_1WI 显示上矢状窦中后部异常信号；B.轴面 T_2WI 显示右颞部长 T_2 信号，周边见低信号（含铁血红素沉积）；C.轴面 T_1WI 显示右额叶出血灶；D.磁共振静脉成像显示上矢状窦、右侧横窦及乙状窦闭塞

磁共振静脉成像可反映脑静脉窦的形态和血流状态，对诊断静脉窦血栓具有一定优势。静脉窦血栓的直接征象为受累静脉窦闭塞、不规则狭窄和充盈缺损。由于静脉回流障碍，常见脑表面及深部静脉扩张、静脉血淤滞及侧支循环形成。但是，当存在静脉窦发育不良时，MRI 及磁共振静脉成像诊断本病存在困难。对比剂增强磁共振静脉成像可得到更清晰的静脉图像，弥补这方面的不足。大脑除了浅静脉系统，还有深静脉系统。后者由 Galen 静脉和基底静脉组成。增强磁共振静脉成像显示深静脉比磁共振静脉成像更清晰。若 Galen 静脉形成血栓，可见局部引流区域（如双侧丘脑、尾状核、壳核、苍白球）水肿，侧脑室扩大。一般认为 Monro 孔梗阻由水肿造成，而非静脉压升高所致。

四、动脉瘤

（一）临床表现与病理特征

脑动脉瘤是脑动脉的局限性扩张，发病率较高。患者主要症状有出血、局灶性神经功能障碍、脑血管痉挛等。绝大多数囊性动脉瘤是先天性血管发育不良和后天获得性脑血管病变共同作用的结果，此外，创伤和感染也可引起动脉瘤，高血压、吸烟、饮酒、滥用可卡因或避孕药、某些遗传因素也被认为与动脉瘤形成有一定关系。

动脉瘤破裂危险因素包括瘤体大小、部位、形状、多发、性别、年龄等。瘤体大小是最主要因素，基底动脉末端动脉瘤最易出血，高血压、吸烟、饮酒增加破裂危险性。32%～52%的蛛网膜下腔出血为动脉瘤破裂引起。治疗时机不同,治疗方法、预后和康复差别很大。对于未破裂的动脉瘤,目前主张早期诊断及早期外科手术治疗。

(二)MRI 表现

动脉瘤在 MRI 呈边界清楚的低信号,与动脉相连。血栓形成后,动脉瘤可呈不同信号强度(图 7-14),据此可判断血栓的范围、瘤腔的大小及是否并发出血。瘤腔多位于动脉瘤的中央,呈低信号;如血液滞留,可呈高信号。血栓因血红蛋白代谢阶段不同,其信号也不同。

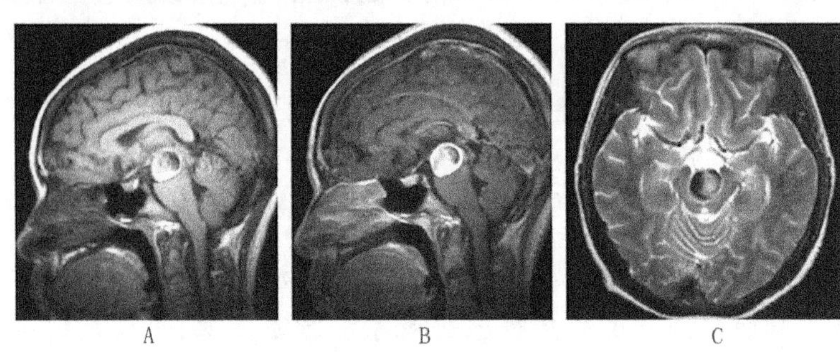

图 7-14 基底动脉瘤

A.矢状面 T_1WI 显示脚间池圆形混杂信号,可见流动伪影;B.增强 T_1WI 可见动脉瘤瘤壁强化明显;C.轴面 T_2WI 显示动脉瘤内混杂低信号

动脉瘤破裂时常伴蛛网膜下腔出血。两侧大脑间裂的蛛网膜下腔出血常与前交通动脉瘤破裂有关,外侧裂的蛛网膜下腔出血常与大脑中动脉动脉瘤破裂有关,第四脑室内血块常与小脑后下动脉动脉瘤破裂有关,第三脑室或双侧侧脑室内血块常与前交通动脉瘤和大脑中动脉瘤破裂有关。

第四节 颅脑肿瘤

一、星形细胞瘤

(一)临床表现与病理特征

神经胶质瘤是中枢神经系统最常见的原发性肿瘤,约占脑肿瘤的 40%,呈浸润性生长，预后差。在胶质瘤中，星形细胞瘤最常见，约占75%，幕上多见。按照世界卫生组织肿瘤分类标准，星形细胞瘤分为Ⅰ级、Ⅱ级、Ⅲ级(间变性)、Ⅳ级(多形性胶质母细胞瘤)。

(二)MRI表现

星形细胞瘤的恶性程度和分级不同，MRI征象也存在差异。低度星形细胞瘤边界多较清晰，信号较均匀，水肿及占位效应轻，出血少见，无强化或强化不明显。高度恶性星形细胞瘤边界多模糊，信号不均匀，水肿及占位效应明显，出血相对多见，强化明显(图7-15、图7-16)。高、低度恶性星形细胞瘤的信号强度虽有一定差异，但无统计学意义。常规T_1WI增强扫描能反映血-脑屏障破坏后对比剂在组织间隙的聚集程度，并无组织特异性。血-脑屏障破坏的机制是肿瘤破坏毛细血管，或病变组织血管由新生的异常毛细血管组成。肿瘤强化与否，在反映肿瘤血管生成方面有一定的局限性。

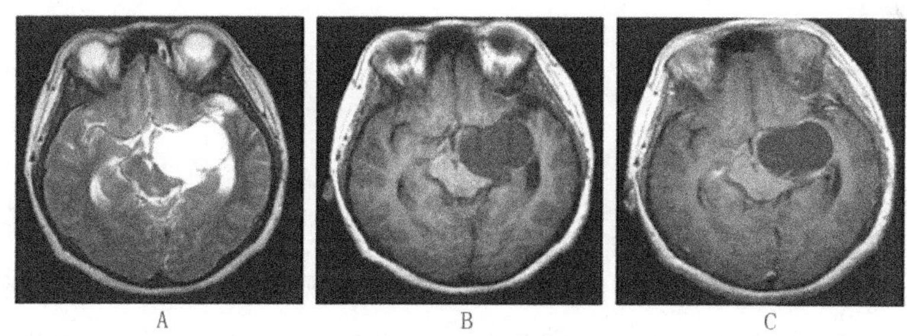

图7-15 星形细胞瘤

A、B.轴面T_2WI及T_1WI显示左侧颞叶内侧团状长T_2、长T_1异常信号，边界清晰，相邻脑室颞角及左侧中脑大脑脚受压；C.增强扫描T_1WI显示肿瘤边缘线样强化

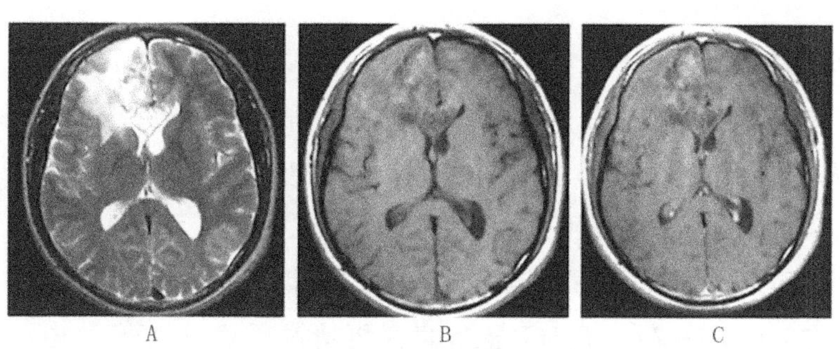

图7-16 星形细胞瘤

A、B.轴面T_2WI及T_1WI显示右侧额叶及胼胝体膝部混杂异常信号，周边可见水肿，右侧脑室额角受压；C.增强扫描T_1WI显示肿瘤不均匀强化

虽然常规 MRI 对星形细胞瘤的诊断准确率较高，有助于制订治疗方案，但仍有局限性。因治疗方法的选择，应以病理分级不同而异。一些新的扫描序列，如 DWI、PWI、MRS 等，有可能对星形细胞瘤的诊断、病理分级、预后及疗效作出更准确的评价。

PWI 可评价血流的微循环，即毛细血管床的血流分布特征。PWI 是在活体评价肿瘤血管生成最可靠的方法之一，可对星形细胞瘤的术前分级及肿瘤侵犯范围提供有价值的信息。胶质母细胞瘤和间变胶质瘤实质部分的相对脑血容量明显高于Ⅰ、Ⅱ级星形细胞瘤。

MRS 利用 MR 现象和化学位移作用，对一系列特定原子核及其化合物进行分析，是目前唯一无损伤性研究活体组织代谢、生化变化及对化合物定量分析的方法。不同的脑肿瘤，由于组成成分不同、细胞分化程度不同、神经元破坏程度不同，MRS 表现存在差异。MRS 对星形细胞瘤定性诊断和良、恶性程度判断具有一定特异性。

二、胶质瘤病

(一)临床表现与病理特征

为一种颅内少见疾病，主要临床症状有头痛、记忆力下降、性格改变及精神异常，病程数周至数年。病理组织学特点是胶质瘤细胞(通常为星形细胞)在中枢神经系统内弥漫性过度增生，病变沿血管及神经轴突周围浸润性生长，神经结构保持相对正常。病灶主要累及脑白质，累及大脑灰质少见；病灶区域脑组织弥漫性轻微肿胀，边界不清；肿瘤浸润区域脑实质结构破坏不明显，坏死、囊变或出血很少见。

(二)MRI 表现

肿瘤细胞多侵犯大脑半球的 2 个或 2 个以上部位，皮质及皮质下白质均可受累，白质受累更著，引起邻近脑中线结构对称性的弥漫性浸润，尤以胼胝体弥漫性肿胀最常见。病变多侵犯额颞叶，还可累及基底核、脑干、小脑、软脑膜及脊髓等处。MRI 特点为在 T_1WI 上呈片状弥散性低信号，在 T_2WI 上呈高信号，信号强度较均匀(图 7-17)。T_2WI 显示病变更清楚。病灶边界模糊，常有脑水肿表现。病变呈弥漫性浸润生长，受累区域脑组织肿胀，脑沟变浅或消失，脑室变小。由于神经胶质细胞只是弥漫性瘤样增生，保存了原有的神经解剖结构，因此 MRI 多无明显灶性出血及坏死。

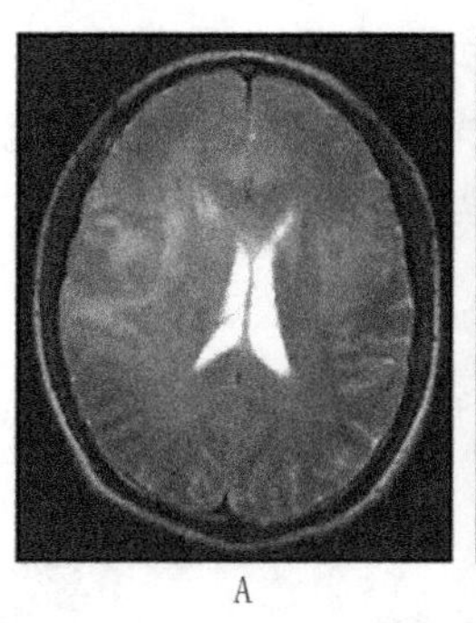
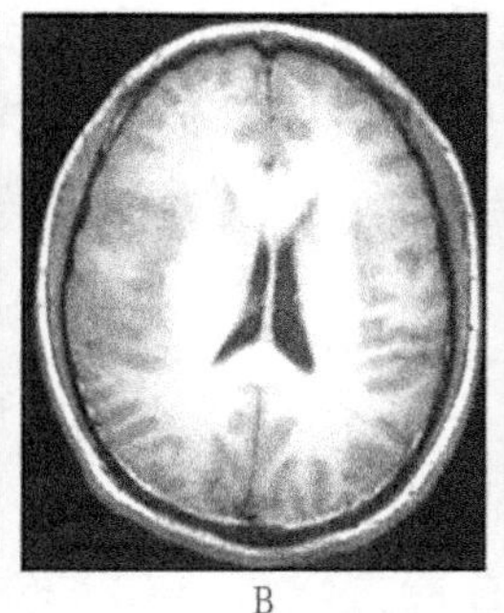
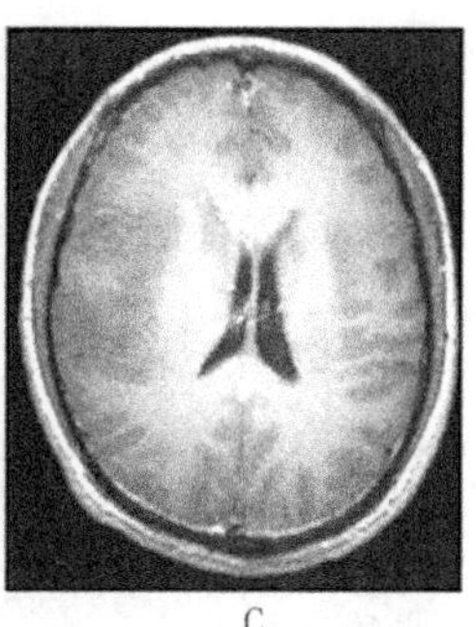

A　　B　　C

图 7-17　胶质瘤病

A、B.轴面 T_2WI 及 T_1WI 显示双侧额颞叶及胼胝体膝部片状稍长 T_1、稍长 T_2 异常信号，弥漫性浸润生长，边界不清；C.轴面增强扫描 T_1WI 显示肿瘤强化不明显

(三)鉴别诊断

脑胶质瘤病是肿瘤性质的疾病，但肿瘤细胞在脑组织中浸润性散在生长，不形成团块，影像表现不典型，易误诊。鉴别诊断主要应排除下列疾病。

1.多中心胶质瘤

本病颅内同时原发 2 个以上胶质瘤，各瘤体间彼此分离，无组织学联系。脑胶质瘤病为胶质瘤细胞弥漫浸润性生长，影像表现为大片状。

2.其他恶性浸润胶质瘤

如多形性胶质母细胞瘤。此类胶质瘤有囊变、坏死，MRI 信号不均匀，占位效应明显，增强扫描时有不同形式的明显强化。

3.各种脑白质病及病毒性脑炎

脑胶质瘤病早期影像与其有相似之处，有时无法鉴别。但大多数患者在应用大量的抗生素和激素类药物后，病情仍进行性加重，复查 MRI 多显示肿瘤细胞浸润发展，肿瘤增大，占位效应逐渐明显，可资鉴别。

三、室管膜瘤

(一)临床表现与病理特征

室管膜瘤起源于室管膜或室管膜残余部位，比较少见。本病主要发生于儿童和青少年，5 岁以下占 50%，居儿童期幕下肿瘤第三位。男性多于女性。其病程与临床表现主要取决于肿瘤的部位，位于第四脑室者病程较短，侧脑室者病程较长。常有颅内压增高表现。

颅内好发部位依次为第四脑室、侧脑室、第三脑室和导水管。幕下占 60%～

70%,特别是第四脑室。脑实质内好发部位是顶、颞、枕叶交界处,绝大多数含有大囊,50%有钙化。病理学诊断主要依靠瘤细胞排列呈菊形团或血管周假菊形团这一特点。肿瘤细胞脱落后,可随脑脊液种植转移。

(二)MRI 表现

(1)脑室内或以脑室为中心的肿物,以不规则形为主,边界不整,或呈分叶状边界清楚的实质性占位病变(图 7-18)。

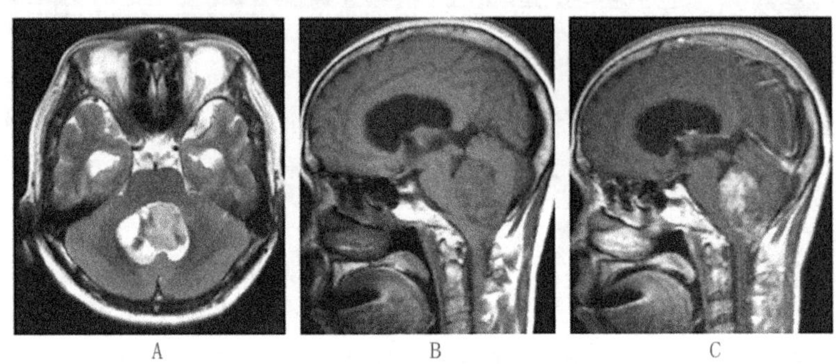

图 7-18 室管膜瘤

A.轴面 T_2WI 显示第四脑室内不规则形肿物,信号不均匀;B、C.矢状面 T_1WI 和增强 T_1WI 显示肿瘤突入小脑延髓池,强化不均匀,幕上脑积水

(2)脑室内病变边缘光滑,周围无水肿,质地略均质,其内可有斑点状钙化或小囊变区;脑实质内病变者以不规则形为主,常见大片囊变区及不规则钙化区,周围有水肿带。

(3)脑室系统病变者常伴不同程度的脑积水,脑实质病变者脑室系统受压改变。

(4)实质成分在 CT 上主要为混杂密度,或为略高密度病灶;在 T_1WI 上呈略低信号,T_2WI 呈略高信号或高信号,增强扫描不均匀强化。

(三)鉴别诊断

室管膜瘤需要与以下疾病鉴别。

1.局限于第四脑室的室管膜瘤应与髓母细胞瘤鉴别

前者多为良性,病程长,发展慢,病变多有囊变及钙化;后者为恶性肿瘤,起源于小脑蚓部,常突向第四脑室,与脑干间常有一间隙(内含脑脊液),其表现较光滑,强化表现较室管膜瘤更明显,病程短,发展快,囊变及钙化少见,病变密度/信号多均匀一致。此外,髓母细胞瘤成人少见,其瘤体周围有一环形水肿区,而室管膜瘤不常见。

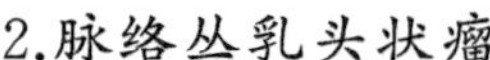

2.脉络丛乳头状瘤

好发于第四脑室，肿瘤呈结节状，边界清楚，悬浮于脑脊液中，脑积水症状出现更早、更严重，脑室扩大明显，其钙化与强化较室管膜瘤明显。

3.侧脑室室管膜瘤应与侧脑室内脑膜瘤鉴别

后者多位于侧脑室三角区，形状较规则，表面光整，密度均匀，强化明显。室管膜下室管膜瘤常发生于室间孔附近，大多完全位于侧脑室内，境界清楚，很少侵犯周围脑组织，脑水肿及钙化均少见，强化轻微或无。

4.大脑半球伴有囊变的室管膜瘤需与脑脓肿鉴别

后者起病急，常有脑膜脑炎临床表现，病灶强化与周围水肿较前者更显著。

5.星形细胞瘤及转移瘤

发病年龄多在 40 岁以上，有明显的花环状强化，瘤周水肿与占位效应重。

四、神经元及神经元与胶质细胞混合性肿瘤

其包括神经节细胞瘤、小脑发育不良性神经节细胞瘤、神经节胶质瘤、中枢神经细胞瘤。这些肿瘤的影像表现，特别是 MRI 表现各具有一定特点。

(一)神经节细胞瘤

1.临床表现与病理特征

神经节细胞瘤为单纯的神经元肿瘤，无胶质成分及恶变倾向，组织结构类似正常脑，缺乏新生物特征。大多数为脑发育不良，位于大脑皮质或小脑。单侧巨脑畸形时可见奇异神经元，伴星形细胞数量及体积增加。

2.MRI 表现

在 T_2WI 为稍高信号，T_1WI 为低信号，MRI 确诊困难。合并其他脑畸形时，T_1WI 可见局部灰质变形，信号无异常或轻度异常，T_2WI 呈等信号或低信号，PD 序列呈相对高信号。CT 平扫可为高密度或显示不明显。注射对比剂后，肿瘤不强化或轻度强化。

(二)神经节胶质瘤

1.临床表现与病理特征

临床主要表现为长期抽搐及高颅压症状，生存时间长，青年多见。本病发病机制目前有两种学说。①先天发育不全学说：在肿瘤形成前即存在神经细胞发育不良，在此基础上，胶质细胞肿瘤性增生，刺激或诱导幼稚神经细胞分化，形成含神经元及胶质细胞的真性肿瘤；②真性肿瘤学说：神经节胶质瘤以分化良好的瘤性神经节细胞与胶质细胞(多为星形细胞，偶为少突胶质细胞)混合为特征。

神经节胶质瘤可能具有神经内分泌功能。实性、囊性神经节胶质瘤各约占50%，囊壁伴结节，生长缓慢，部分有恶变及浸润倾向。

2.MRI表现

典型影像表现为幕上发生，特别是额叶及颞叶的囊性病灶(图7-19)，伴有强化的壁结节。肿瘤在T_1WI呈低信号团块，囊性部分信号更低。在质子密度像上，肿瘤囊腔如含蛋白成分高，其信号高于囊壁及肿瘤本身。在T_2WI囊液及肿瘤均为高信号，局部灰白质界限不清。注射Gd-DTPA后，病变由不强化至明显强化，以结节、囊壁及实性部分强化为主。1/3病例伴有钙化，CT可清楚显示，MRI不能显示。

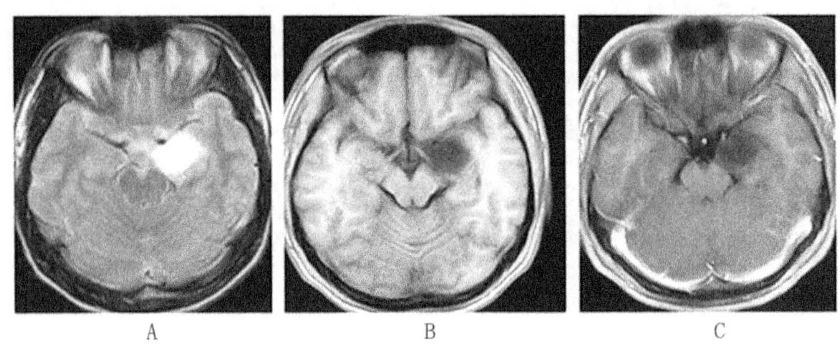

图7-19 神经节胶质瘤

A、B.轴面T_2WI及T_1WI显示左侧颞叶内侧不规则长T_1、长T_2异常信号，边界欠清；C.轴面T_1WI增强扫描，病变强化不明显

3.鉴别诊断

神经节胶质瘤的影像学诊断应与以下疾病鉴别：①蛛网膜囊肿位于脑外，有脑脊液信号。②表皮样囊肿位于脑外，信号类似。

(三)中枢神经细胞瘤

1.临床表现与病理特征

本病常见于青年人(平均年龄31岁)，临床症状少于6个月，表现为头痛及高颅压症状。占原发脑肿瘤的0.5%，1982年由Hassoun首次报道，具有特殊的形态学及免疫组织学特征。

肿瘤来源于室间孔的透明隔下端，呈现分叶状，局限性，边界清楚。常见坏死、囊变灶。部分为富血管，可有出血。肿瘤细胞大小一致，分化良好，似少突胶质细胞但细胞质不空，似室管膜瘤但缺少典型的菊形团，有无核的纤维区带。电镜下可见细胞质内有内分泌小体。有报道称免疫组化显示神经元标记蛋白。

2.MRI 表现

中枢神经细胞瘤位于侧脑室体部邻近室间孔，宽基附于侧室壁。在 T_1WI 上呈不均匀等信号团块，肿瘤血管及钙化为流空或低信号；在 T_2WI 上，部分与皮质信号相等，部分呈高信号；注射Gd-DTPA后，强化不均匀(图 7-20)；可见脑积水。CT 显示丛集状、球状钙化。

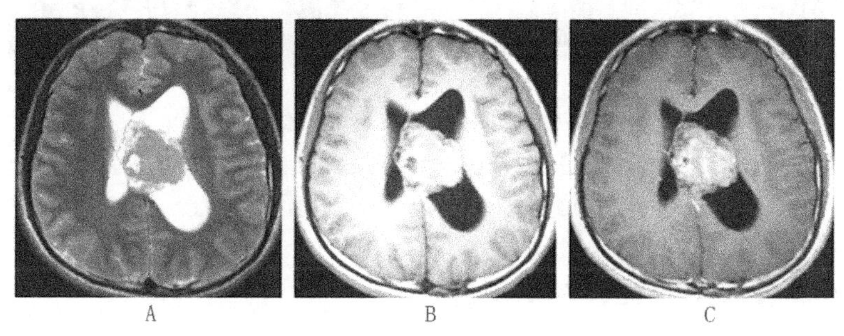

图 7-20 中枢神经细胞瘤

A、B.轴面 T_2WI 及 T_1WI 显示左侧脑室不规则形团块，信号不均匀，透明隔右移；C.轴面增强 T_1WI 显示病变中度不均匀强化

3.鉴别诊断

应包括脑室内少突胶质细胞瘤，室管膜下巨细胞星形细胞瘤，低级或间变星形细胞瘤，室管膜瘤。

(四)小脑发育不良性神经节细胞瘤

1.临床表现与病理特征

本病主要发生于青年人，且以小脑为特发部位。临床表现为颅后窝症状，如共济障碍、头痛、恶心、呕吐等。

正常小脑皮质构成：外层为分子层，中层为浦肯野细胞层，内层为颗粒细胞层。本病的小脑脑叶肥大与内颗粒细胞层及外分子层变厚有关。中央白质常明显减少，外层存在怪异的髓鞘，内层存在许多异常大神经元。免疫组化染色提示大多数异常神经元来自颗粒细胞，而非浦肯野细胞。本病可单独存在，也可合并多发性错构瘤综合征、巨脑、多指畸形、局部肥大、异位症及皮肤血管瘤。

2.MRI 表现

MRI 显示小脑结构破坏和脑叶肿胀，边界清楚，无水肿。病变在 T_1WI 呈低信号，在 T_2WI 呈高信号，注射对比剂后无强化。脑叶结构存在、病灶呈条纹状(高低信号交替带)为本病特征(图 7-21)。可有邻近颅骨变薄，梗阻性脑积水。

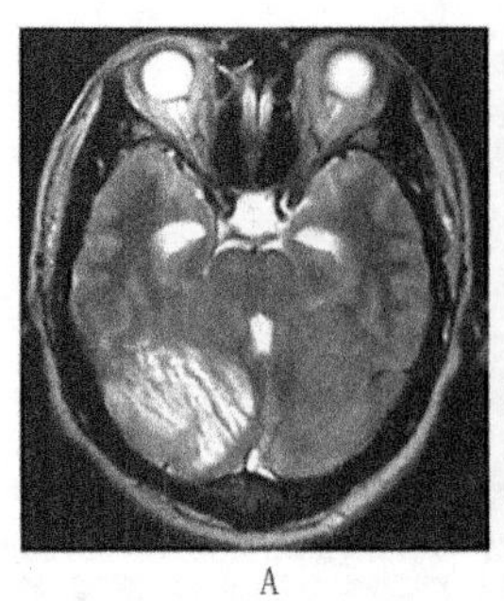
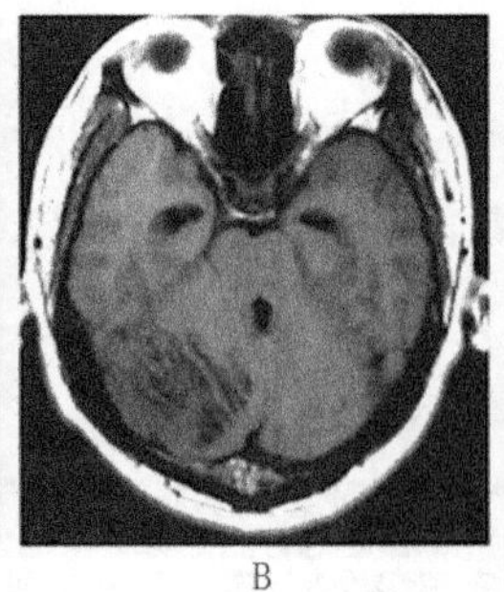
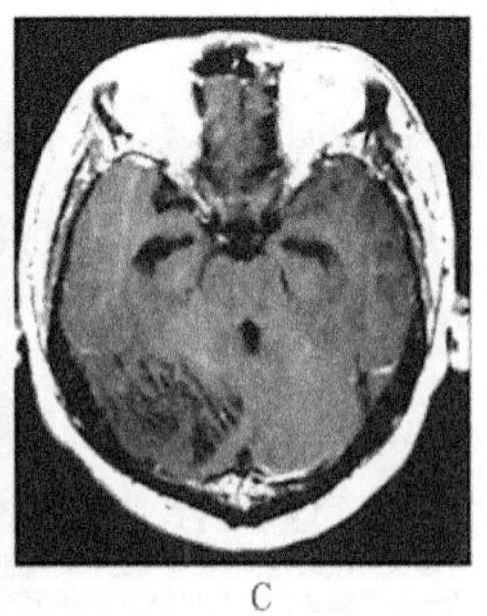

A　　　B　　　C

图 7-21　小脑发育不良性节细胞瘤

A、B.轴面 T_2WI 及 T_1WI 显示右侧小脑条纹状长 T_1、长 T_2 异常信号，边界清楚；C.轴面增强 T_1WI 显示病变强化不明显

五、胚胎发育不良性神经上皮肿瘤

(一)临床表现与病理特征

胚胎发育不良性神经上皮肿瘤多见于儿童和青少年，常于 20 岁之前发病。患者多表现为难治性癫痫，但无进行性神经功能缺陷。经手术切除胚胎发育不良性神经上皮肿瘤后，一般无须放射治疗或化学治疗，预后好。

(二)MRI 表现

胚胎发育不良性神经上皮肿瘤多位于幕上表浅部位，颞叶最常见，占 62%～80%，其次为额叶、顶叶和枕叶。外形多不规则，呈多结节融合脑回状，或局部脑回不同程度扩大，形成皂泡样隆起。MRI 平扫，在 T_1WI 上病灶常呈不均匀低信号，典型者可见多个小囊状更低信号区；在 T_2WI 上大多数肿瘤呈均匀高信号，如有钙化则显示低信号。病灶边界清晰，占位效应轻微，水肿少见(图 7-22)，是本病影像特点。T_1WI 增强扫描时，胚胎发育不良性神经上皮肿瘤表现多样，多数病变无明显强化，少数可见结节样或点状强化。

六、脑膜瘤

(一)临床表现与病理特征

肿瘤起病慢，病程长，可达数年之久。初期症状及体征可不明显，以后逐渐出现颅内高压及局部定位症状和体征。主要表现为剧烈头痛、喷射状呕吐、血压升高及眼底视盘水肿。

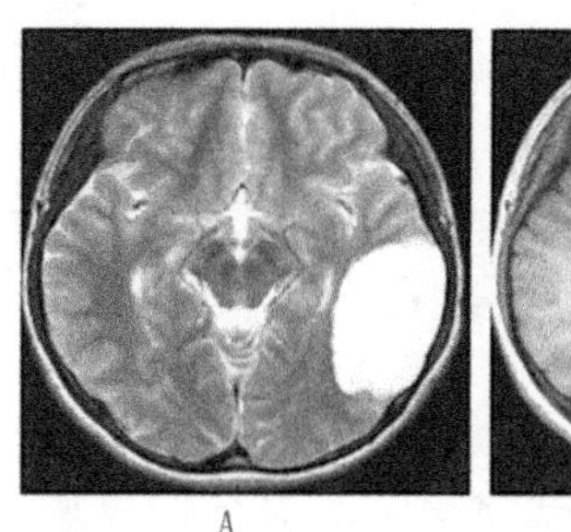
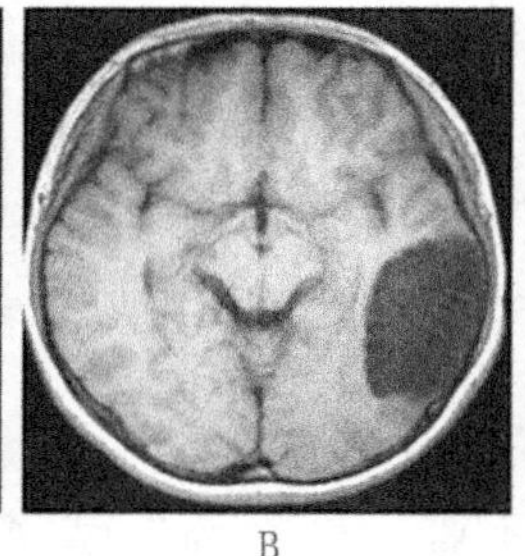
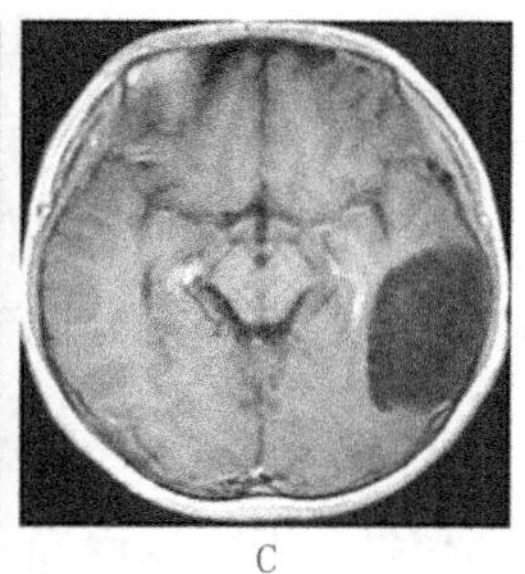

A　　B　　C

图 7-22　胚胎发育不良神经上皮肿瘤

A、B.轴面 T_2WI 及 T_1WI 显示左侧颞叶囊性异常信号，边界清楚，周边无水肿；C.轴面增强 T_1WI 显示病变强化不明显

脑膜瘤起源于蛛网膜颗粒的内皮细胞和成纤维细胞，是颅内最常见的非胶质原发脑肿瘤，占颅内肿瘤的 15%～20%。常为单发，偶可多发。较大肿瘤可分叶。世界卫生组织根据细胞形态学和组织学特征，将其分为脑膜细胞型、成纤维细胞型、过渡型、乳头型、透明细胞型、化生型脑膜瘤、脊索样脑膜瘤和富于淋巴浆细胞的脑膜瘤。

(二)MRI 表现

多数脑膜瘤在 T_1WI 和 T_2WI 信号强度均匀，T_1WI 呈灰质等信号或略低信号，T_2WI 呈等信号或略高信号。少数信号不均匀，在 T_1WI 可呈等信号、高信号、低信号。由于无血-脑屏障破坏，绝大多数在增强扫描 T_1WI 呈均一强化，硬脑膜“尾征”对脑膜瘤的诊断特异性高达 81%(图 7-23)。MRI 可以显示脑脊液/血管间隙，广基与硬膜相连，骨质增生或受压变薄膨隆，邻近脑池、脑沟扩大，静脉窦阻塞等脑外占位征象。

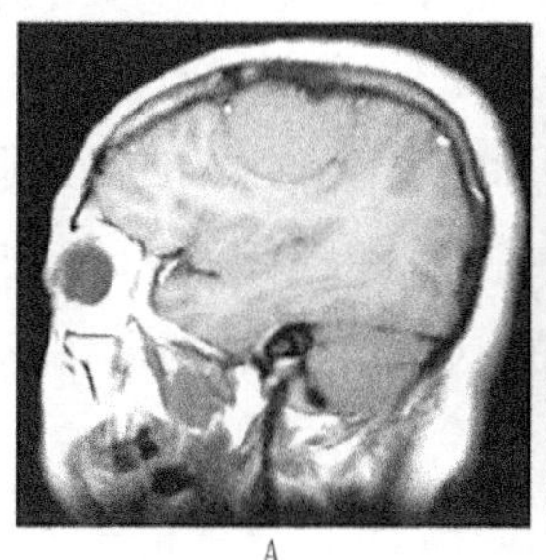
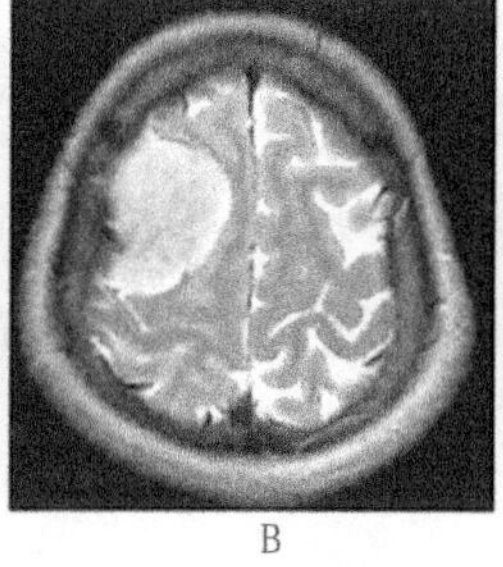
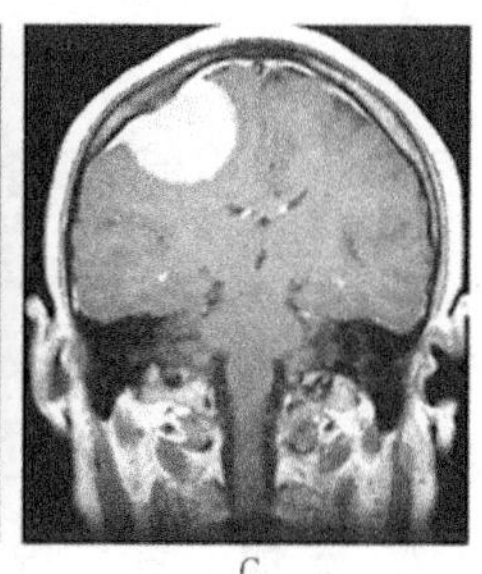

A　　B　　C

图 7-23　脑膜瘤

A、B.矢状面 T_1WI 及轴面 T_2WI 显示右侧额叶凸面等 T_1、等 T_2 占位病变，边界清楚，相邻皮质受压、移位；C.冠状面增强 T_1WI 显示肿物明显均匀强化，可见硬膜“尾征”

约15%的脑膜瘤影像表现不典型，主要包括以下几种情况：①少数脑膜瘤可整个肿瘤钙化，即弥漫性钙化的沙粒型脑膜瘤，在 T_1WI 和 T_2WI 均呈低信号，增强扫描显示轻度强化；②囊性脑膜瘤；③多发性脑膜瘤，常见部位依次为大脑凸面、上矢状窦旁、大脑镰旁、蝶骨嵴、鞍上及脑室内。

(三)鉴别诊断

常见部位的脑膜瘤，诊断不难。少见部位脑膜瘤需与其他肿瘤鉴别。

(1)位于大脑半球凸面、完全钙化的脑膜瘤应与颅骨致密骨肿瘤鉴别：增强MRI检查时，前者有强化，后者无强化。

(2)鞍上脑膜瘤主要应与突入鞍上的垂体巨腺瘤鉴别。以下征象提示脑膜瘤：鞍结节有骨硬化表现，无蝶鞍扩大，矢状面MRI显示肿瘤中心位于鞍结节上方而非垂体腺上方，鞍膈位置正常。

(3)侧脑室内脑膜瘤应与脉络丛乳头状瘤及室管膜瘤鉴别：侧脑室内脉络丛乳头状瘤和室管膜瘤主要发生于儿童和少年，而脑膜瘤常见于中年人；脉络丛乳头状瘤可有脑脊液分泌过多，表现为脑室普遍扩大，而脑膜瘤仅有同侧侧脑室颞角扩大；脉络丛乳头状瘤表面常呈颗粒状，脑膜瘤边缘较圆滑；室管膜瘤强化欠均匀，脑膜瘤强化较均匀。

七、脉络丛肿瘤

(一)临床表现与病理特征

脉络丛肿瘤是指起源于脉络丛上皮细胞的肿瘤，世界卫生组织中枢神经系统肿瘤分类将其分为良性的脉络丛乳头状瘤、非典型脉络丛乳头状瘤和恶性的脉络丛癌3类，分属Ⅰ级、Ⅱ级和Ⅲ级肿瘤。绝大多数为良性，恶性仅占10%～20%。脉络丛肿瘤好发部位与年龄有关，儿童多见于侧脑室，成人多见于第四脑室。脑室系统外发生时，最多见于桥小脑角区。脉络丛肿瘤的特征是脑积水，原因主要有：①肿瘤直接导致脑脊液循环通路梗阻(梗阻性脑积水)；②脑脊液生成和吸收紊乱(交通性脑积水)。脉络丛肿瘤发生的脑积水、颅内压增高及局限性神经功能障碍多为渐进性，但临床上部分患者急性发病，应引起重视。

(二)MRI表现

MRI检查多可见菜花状的特征性表现，肿瘤表面不光滑不平整，常呈粗糙颗粒状；而肿瘤信号无特征，在 T_1WI 上多呈低信号或等信号，在 T_2WI 上呈高信号，强化较明显(图7-24)。CT平扫多表现为等密度或略高密度病灶，类圆形，部分呈分叶状，边界清楚，增强扫描呈显著均匀强化。

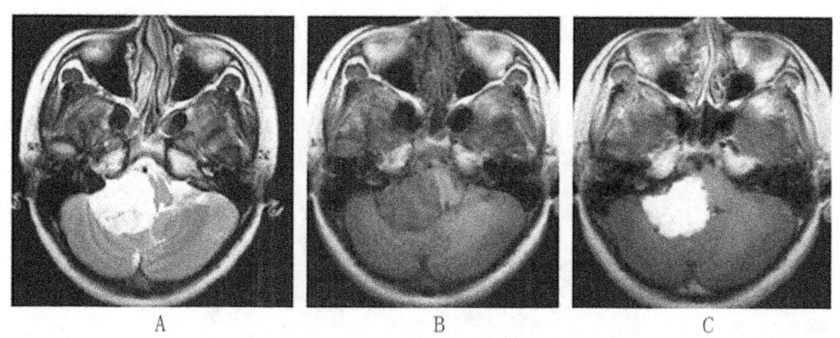

图 7-24 脉络丛乳头状瘤

A、B.轴面 T_2WI 及 T_1WI 显示肿瘤位于右侧桥小脑角区，信号欠均匀，菜花状外观，边界清楚；C.轴面增强 T_1WI 显示肿物强化明显

(三)鉴别诊断

1.与室管膜瘤鉴别

后者囊变区较多见，且多有散在点状、团状钙化，增强扫描时中等均匀或不均匀强化；发生于幕上者，年龄较大，发生于幕下者年龄较小，与前者正好相反。

2.与脑室内脑膜瘤鉴别

后者除具有脑膜瘤典型特征外，脑积水不如前者显著，好发于成年女性，以侧脑室三角区多见。

八、髓母细胞瘤

(一)临床表现与病理特征

髓母细胞瘤是一种高度恶性小细胞瘤，极易沿脑脊液通道转移。好发于小儿，特别是10岁左右儿童，约占儿童脑瘤的20%。本病起病急、病程短，多在3个月之内。由于肿瘤推移与压迫第四脑室，导致梗阻性脑积水，故多数患者有明显颅内压增高。

肿瘤起源于原始胚胎细胞残余，多发生于颅后窝小脑蚓部，少数位于小脑半球。大体病理检查可见肿瘤呈灰红色或粉红色，柔软易碎，边界清楚，但无包膜，出血、钙化及坏死少。镜下肿瘤细胞密集，细胞质少，核大且浓染，肿瘤细胞可排列成菊花团状。

(二)MRI 表现

MRI不仅能明确肿瘤大小、形态及其与周围结构的关系，还能与其他肿瘤鉴别诊断。MRI检查时，肿瘤的实质部分多表现为长 T_1、长 T_2 信号，增强扫描时实质部分显著强化(图 7-25);第四脑室常被向前推移,变形、变窄;大部分合并幕上脑室扩张及脑积水。MRI 较 CT 有一定优势,能清楚显示肿瘤与周围结构及脑干的关系;矢状面或冠状面 MRI 易显示沿脑脊液种植的病灶。

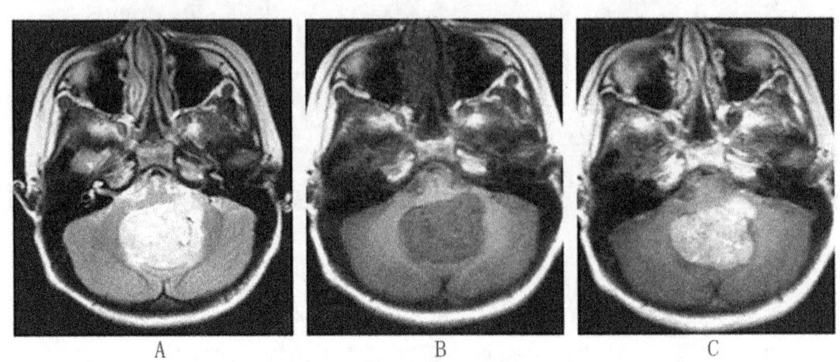

图 7-25　髓母细胞瘤

A、B.轴面 T_2WI 及 T_1WI 显示肿瘤位于小脑蚓部,形态欠规则,边界清楚,第四脑室前移;C.轴面增强 T_1WI 显示肿物不均匀强化

(三)鉴别诊断

本病需与星形细胞瘤、室管膜瘤、成血管细胞瘤及脑膜瘤相鉴别。

1.星形细胞瘤

星形细胞瘤是儿童最常见的颅内肿瘤,其病灶大多位于小脑半球,肿块边缘形态欠规则,幕上脑室扩大较少见,T_1WI 呈低信号,T_2WI 呈高信号,增强扫描时不如髓母细胞瘤强化明显。

2.室管膜瘤

位于第四脑室内,肿块周围可见脑脊液,呈环形线状包绕,肿瘤内囊变及钙化较多见,肿物信号常不均匀。

3.脑膜瘤

第四脑室内脑膜瘤于 T_1WI 上呈等信号,T_2WI 上呈高信号,增强扫描时均匀强化,可见脑膜尾征。

4.成血管细胞瘤

常位于小脑半球,表现为大囊小结节,囊壁无或轻度强化,壁结节明显强化。

九、生殖细胞瘤

(一)临床表现与病理特征

生殖细胞瘤主要位于颅内中线位置,占颅内肿瘤的 11.5%,常见于松果体和鞍区，以松果体区最多。发生在基底核和丘脑者占4%～10%。鞍区及松果体区生殖细胞瘤来源于胚胎时期神经管嘴侧部分的干细胞，而基底核及丘脑生殖细胞瘤来自第三脑室发育过程中异位的生殖细胞。

本病男性儿童多见，男女比例约为2.5∶1。好发年龄为12～18岁。早期无临床表现。肿瘤压迫周围组织时，出现相应神经症状。鞍区肿瘤主要出现视力下降、下丘脑综合征及尿崩症；松果体区出现上视不能、听力下降；基底核区出现偏瘫；垂体区出现垂体功能不全及视交叉、下丘脑受损表现。患者均可有头痛、恶心等颅内压增高表现。因松果体是一个神经内分泌器官，故肿瘤可能影响内分泌系统。性早熟与病变的部位和细胞种类相关。

(二)MRI表现

生殖细胞瘤的发生部位不同，MRI表现也不相同，分述如下。

1.松果体区

瘤体多为实质性，质地均匀，圆形、类圆形或不规则形态，可呈分叶状或在胼胝体压部有切迹，边界清楚。一般呈等 T_1、等或稍长 T_2 信号(图7-26)。大多数瘤体显著强化，少数中度强化，强化多均匀。少数瘤体内有单个或多个囊腔，使强化不均匀。

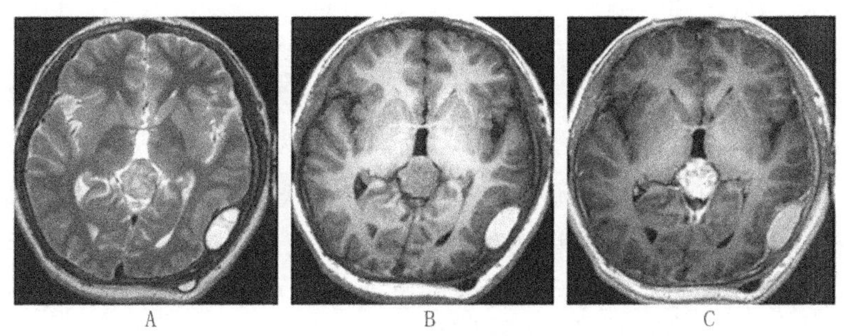

图7-26 生殖细胞瘤

A、B.轴面 T_2WI 及 T_1WI 显示肿瘤位于第三脑室后部，类圆形，呈等 T_1、等 T_2 异常信号，信号欠均匀，边界清楚；C.轴面增强 T_1WI 显示肿瘤强化明显，但不均匀

2.鞍区

根据肿瘤具体部位，分为3类。Ⅰ类：位于第三脑室内，包括从第三脑室底向上长入第三脑室，瘤体一般较大，常有出血、囊变和坏死。Ⅱ类：位于第三脑室底，仅累及视交叉、漏斗、垂体柄、视神经和视束，体积较小，形态多样。可沿漏斗垂体柄分布，呈长条状；或沿视交叉视束分布，呈椭圆形。一般无出血、囊变、坏死，MRI多呈等或稍长 T_1、稍长 T_2 信号，明显或中等程度均匀强化。Ⅲ类：仅位

于蝶鞍内，MRI显示鞍内等 T_1、等或长 T_2 信号，明显或中度均匀强化。MRI信号无特征，与垂体微腺瘤无法区别。

3.丘脑及基底核区

肿瘤早期在 T_1WI为低信号，T_2WI信号均匀，显著均匀强化，无中线移位，边缘清晰。晚期易发生囊变、坏死和出血，MRI多呈混杂 T_1 和混杂长 T_2 信号，不均匀强化。肿瘤体积较大，但占位效应不明显，瘤周水肿轻微。肿瘤可沿神经纤维束向对侧基底核扩散，出现斑片状强化；同侧大脑半球可有萎缩。

（三）鉴别诊断

鞍区生殖细胞瘤主要累及神经垂体、垂体柄及下丘脑。瘤体较大时，易与垂体瘤混淆。垂体瘤也呈等 T_1、等 T_2 信号，但多为直立性生长，而生殖细胞瘤向后上生长，可资鉴别。瘤体仅于鞍内时，MRI显示垂体饱满，后叶 T_1 高信号消失，表现类似垂体腺瘤。但垂体腺瘤为腺垂体肿瘤，瘤体较小时仍可见后叶 T_1 高信号，可资鉴别。另外，如发现瘤体有沿垂体柄生长趋势，或增强扫描时仅见神经垂体区强化，均有助于生殖细胞瘤诊断。

十、原发性中枢神经系统淋巴瘤

（一）临床表现与病理特征

中枢神经系统淋巴瘤曾有很多命名，包括淋巴肉瘤、网织细胞肉瘤、小胶质细胞瘤、非霍奇金淋巴瘤等。肿瘤分原发性和继发性两类。原发性中枢神经系统淋巴瘤是指由淋巴细胞起源，且不存在中枢神经系统以外的淋巴瘤病变。继发性中枢神经系统淋巴瘤是指原发于全身其他部位，后经播散累及中枢神经系统。近年来，根据免疫功能状态，又将淋巴瘤分为免疫功能正常及免疫功能低下型。后者主要与人类免疫缺陷病毒感染、器官移植后免疫抑制剂使用及先天遗传性免疫缺陷有关。

中枢神经系统淋巴瘤可在任何年龄发病，高峰发病年龄为40～50岁。有免疫功能缺陷者发病年龄较早。男性多于女性，比例为2∶1。临床症状：局灶性神经功能障碍，如无力、感觉障碍、步态异常或癫痫发作；非局灶性表现，包括颅内压增高，如头痛、呕吐、视盘水肿或认知功能进行性下降。

（二）MRI表现

中枢神经系统淋巴瘤主要发生在脑内，病灶大多位于幕上，以深部白质为主要部位。多数病灶邻近脑室。病灶形态多为团块状，较典型表现为如同“握拳”

状。位于胼胝体压部的病灶沿纤维构形，形如蝴蝶，颇具特征（图 7-27）。瘤周水肿的高信号不仅表示该部位脑间质水分增加，还有肿瘤细胞沿血管周围间隙浸润播散的成分。另一特征为瘤周水肿与肿瘤体积不一致。多数肿瘤体积相对较大，具有较明显占位效应，但周边水肿相对轻微。非免疫功能低下者发生淋巴瘤时，瘤体内囊变、坏死少见。本病也可发生在中枢神经系统的其他部位，脑外累及部位包括颅骨、颅底、脊髓等。

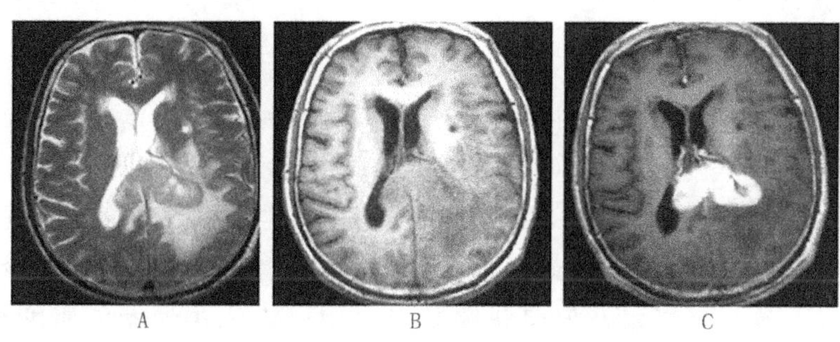

图 7-27　淋巴瘤

A、B.轴面 T_2WI 及 T_1WI 显示肿瘤位于胼胝体压部，累及双侧侧脑室枕角，周边可见水肿；C.轴面增强 T_1WI 显示瘤体形似蝴蝶，强化明显，边界清楚

(三)鉴别诊断

中枢神经系统淋巴瘤的鉴别诊断主要包括以下疾病。

1.转移癌

多位于灰、白质交界处，MRI 多为长 T_1、长 T_2 信号，而淋巴瘤多为低或等 T_1、等 T_2 信号；注射对比剂后，转移癌呈结节状明显强化，病灶较大者常有中心坏死，而淋巴瘤相对少见；转移癌周围水肿明显，一些患者有中枢神经系统以外肿瘤病史。

2.胶质瘤

MRI 多为长 T_1、长 T_2 信号，浸润性生长特征明显，境界不清，某些类型胶质瘤（如少枝胶质细胞瘤）可有钙化，而中枢神经系统淋巴瘤很少钙化。胶质母细胞瘤强化多不规则，呈环形或分枝状。

3.脑膜瘤

多位于脑表面邻近脑膜部位，为类圆形，边界清楚，有周围灰质推挤征象。而在中枢神经系统的淋巴瘤少见这种现象。脑膜瘤特征为 CT 高密度，MRI 等 T_1、等 T_2 信号；注射对比剂后均匀强化，有脑膜增强“尾征”。

4.感染性病变

发病年龄相对年轻，部分有发热病史。MRI 增强扫描时，细菌性感染病变多为环状强化，多发性硬化多为斑块状强化。近年来人类免疫缺陷病毒感染上升，由此引起的免疫功能低下型淋巴瘤增多，此淋巴瘤病灶常多发，环状强化多见，肿瘤中心坏死多见。

十一、垂体瘤

（一）临床表现与病理特征

垂体腺瘤是常见良性肿瘤，起源于脑腺垂体，为脑外肿瘤，约占颅内肿瘤的10%。发病年龄一般在20～70岁，高峰在40～50岁，10岁以下罕见。临床症状包括占位效应所致非特异性头痛、头晕、视力下降、视野障碍等。根据分泌的激素水平不同，可有不同内分泌紊乱症状。催乳素腺瘤表现为月经减少、闭经、泌乳等。促肾上腺皮质激素及促甲状腺激素腺瘤对垂体正常功能影响最严重，引起肾上腺功能不全及继发性甲状腺功能减退。生长激素腺瘤表现为肢端肥大症。部分患者临床表现不明显。

依据生物学行为，垂体腺瘤分为侵袭性垂体腺瘤和微腺瘤。垂体腺瘤生长、突破包膜，并侵犯邻近的硬脑膜、视神经、骨质等结构时称为侵袭性垂体腺瘤。后者的组织学形态属于良性，而生物学特征却似恶性肿瘤，且其细胞形态大部分与微腺瘤无法区别。直径＜10 mm 者称为微腺瘤。

（二）MRI 表现

肿块起自鞍内，T_1WI 多呈中等或低信号；当有囊变、出血时，呈更低信号或高信号。T_2WI 多呈等信号或高信号；有囊变、出血时，信号更高且不均匀。增强扫描时，除囊变、出血、钙化区外，肿瘤均有强化。

MRI 显示垂体微腺瘤具有优势。诊断依据可参考：典型临床表现，实验室化验检查有相关内分泌异常；高场强 3 mm 薄层 MRI 显示垂体内局限性信号异常（低、中信号为主）；鞍底受压侵蚀、垂体柄偏移；垂体上缘局限性不对称性隆起、垂体高度异常。依据病灶部位，可对各种微腺瘤进行功能诊断。腺垂体内5种主要内分泌细胞通常按功能排列：分泌催乳素和生长激素的细胞位于两侧，分泌促甲状腺激素和促性腺激素的细胞位于中间；分泌促肾上腺皮质激素的细胞主要在中间偏后部位。这种解剖关系与垂体腺瘤的发生率相符。注射Gd-DTPA后即刻扫描，微腺瘤的低信号与正常垂体组织对比明显，冠状面 T_1WI 显示更清晰（图 7-28）。在动态增强扫描早期，肿瘤信号低于正常垂体信号，晚期信号强度则高于或等于正常垂体信号。

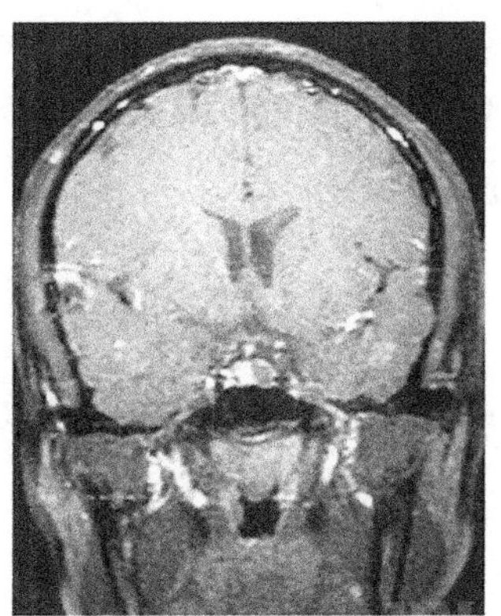

图 7-28 垂体微腺瘤

冠状面动态增强扫描 MRI 显示垂体膨隆，左侧强化延迟

MRI 可预测肿瘤侵袭与否。垂体腺瘤浸润性生长的指征：垂体腺瘤突破鞍底，向蝶窦内突出；海绵窦正常形态消失，边缘向外膨隆，海绵窦与肿瘤间无明显分界，在增强扫描早期见肿瘤强化等海绵窦受侵表现(图 7-29)；颈内动脉被包绕，管径缩小、变窄，或颈内动脉分支受累；斜坡骨质信号异常，边缘不光整等表现。

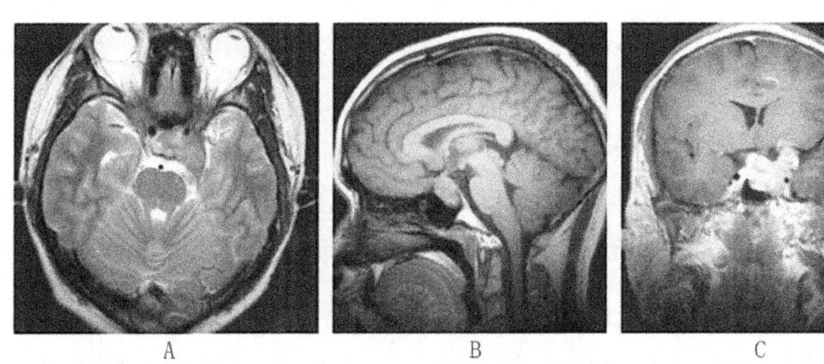

图 7-29 侵袭性垂体瘤

A.轴面 T_2WI 显示肿瘤为等 T_2 信号，累及左侧海绵窦；B.矢状面 T_1WI 显示肿瘤位于鞍内及鞍上，触及视交叉；C.冠状面增强 T_1WI 显示鞍底下陷，相邻结构受累

(三)鉴别诊断

绝大多数垂体大腺瘤具有典型 MRI 表现，可明确诊断。但鞍内颅咽管瘤及鞍上脑膜瘤与巨大侵袭性生长的垂体腺瘤有时鉴别较难。

1.颅咽管瘤

鞍内颅咽管瘤，或对来源于鞍内、鞍上不甚明确时，以下征象有利于颅咽管瘤诊断：①MRI 显示囊性信号区，囊壁相对较薄，伴有或不伴有实质性部分；②CT 显示半数以上囊壁伴蛋壳样钙化，或瘤内斑状钙化；③在 T_1WI 囊性部分呈现高信号，或含有高、低信号成分，而垂体腺瘤囊变部分为低信号区。

2.鞍上脑膜瘤

脑膜瘤在 MRI 信号强度及强化表现方面颇似垂体瘤。少数鞍上脑膜瘤可向鞍内延伸，长入视交叉池，与垂体瘤难以区分。以下 MRI 所见有利于脑膜瘤诊断：①显示平直状鞍隔，无“腰身征”；②鞍结节或前床突有骨质改变；③肿瘤内存在流空信号，尤其是显示肿瘤内血管蒂，为脑膜瘤诊断提供依据。

十二、神经鞘瘤

(一)临床表现与病理特征

神经鞘瘤来源于神经鞘膜的施万细胞，是可以发生于人体任何部位的良性肿瘤，25%～45%发生于头颈部。脑神经发生的肿瘤中，以神经鞘瘤多见，以听神经、三叉神经发生率最高。颅后窝是第Ⅳ～Ⅻ对脑神经起源或脑神经出颅前经过的区域，脑神经肿瘤大部分发生于此。这些肿瘤的临床症状与相应脑神经的吻合性不高，肿瘤可能表现为其他脑神经和小脑的症状。仅从临床角度考虑，有时难以准确判断肿瘤的真正起源。

神经鞘瘤的病理特征是肿瘤于神经干偏心生长，有完整包膜，瘤内组织黄色，质脆。生长过大时，瘤体可出现液化和囊变。瘤细胞主要是梭形 Schwan 细胞，按其排列方式分为Antoni A 型和 Antoni B 型，以前者为主。

(二)MRI 表现

MRI 为颅后窝神经肿瘤检查的首选。大多数神经鞘瘤诊断不难。因为大多数肿瘤边界清楚，MRI 提示脑实质外肿瘤，且多数肿瘤为囊实性。神经鞘瘤 MRI 信号的特点是 T_1WI 实性部分呈等或稍低信号，囊性部分呈低信号；T_2WI 实性部分呈稍高或高信号，囊性部分信号更高；增强扫描时，实性部分明显强化，囊性部分不强化，肿瘤整体多呈环状或不均匀强化(图 7-30)。<1.5 cm 的鞘瘤可呈均匀实性改变，且与相应脑神经关系密切，有助于诊断。

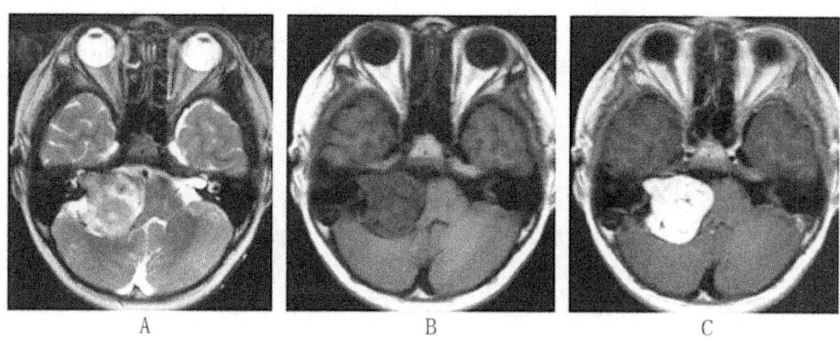

图 7-30　听神经瘤

A、B.轴面 T_2WI 及 T_1WI 显示肿瘤位于右侧桥小脑角区，呈等 T_1、混杂 T_2 信号，形态不规则，右侧听神经明显增粗；C.轴面增强 T_1WI 显示肿瘤明显强化，边界清楚，瘤内可见坏死灶

第八章

影像科护理

第一节　影像科护理岗位职责

一、医技科室护士长职责

(1)在护理部主任、医技科室主任的领导下,负责科室的护理行政管理、护理业务工作,提高科室护理质量,确保科室护理安全。

(2)制定科室各项规章制度,督促检查各级护理人员认真执行规章制度和技术操作流程,严格遵守无菌操作规范。

(3)制定科室工作计划,检查各项护理工作的执行情况。

(4)根据影像科任务和护理人员的情况,进行科学分工,密切配合医师完成检查项目。

(5)负责组织科室护士、卫生员的业务学习,指导进修、实习护士工作。

(6)指导护士认真执行查对制度和交接制度,严防差错事故发生。

(7)负责督促检查抢救用物,保证其齐全完好,督促维修人员定期对仪器设备进行维护。

(8)负责科室医疗耗材与日常办公用品的领用及登记。

(9)负责科室护士的考核,制度管人,奖优罚劣。

二、登记室护士岗位职责

(1)在科主任、护士长的领导下负责门诊、住院患者各项常规检查及各种特殊检查的登记、预约、划价、编号和记账工作。

(2)认真执行各项规章制度和护理操作规程,防止差错事故的发生。

(3)熟练掌握基础护理知识和操作技术,熟悉各项检查的专业知识和技术,认真学习，不断更新知识，参加教学、指导护生的工作。

(4)合理安排患者检查时间，急危重患者优先就诊。

(5)发现患者突然病情加重，及时通知医师，并配合救治。

(6)负责向患者说明检查前的准备要求和注意事项，耐心解答患者的提问，做好窗口服务。

(7)负责向门诊患者发放检查报告并登记。

(8)负责打印住院患者的检查报告并登记、报送及归档。

(9)负责影像片的归档保管工作，严格执行影像片借阅制度规定。

(10)严格按照服务礼仪规范接待患者，热情为患者服务，杜绝差错发生。

三、医技科室护士职责

(1)在科主任、护士长的领导下进行工作。

(2)认真执行各项护理制度和技术操作流程，严格按照各项检查项目准确及时地完成各项护理工作，严格执行“三查八对”制度，防止差错、事故发生。

(3)熟练掌握基础护理知识和操作技术，熟悉各项检查的专业知识和技术，认真学习，不断更新知识，参加教学、指导护生的工作。

(4)做好检查患者的基本护理和健康宣教工作，配合医师完成检查，减轻患者的痛苦。

(5)做好碘过敏试验及观察反应情况，护士应熟练掌握抢救流程，日常应准备好各项急救用品，在抢救过程中协助医师进行抢救。

(6)熟练掌握各项检查前后的注意事项。

(7)护送病员进机房，密切观察患者病情变化，并与扫描技师联系有关扫描情况。

(8)清点科室财产并做好记录。

(9)严格按照服务礼仪规范接待患者，热情为患者服务，杜绝差错发生。

(10)接诊介入治疗患者，认真校对患者基本信息，危重患者监测心率、呼吸、血压、心电监护，操作过程中密切观察病情变化，做好健康宣教。

(11)介入治疗前做好房间消毒，准备好手术用物，术后及时清理房间，标本及时送检。

第二节　CT 检查常规护理

一、CT 普通检查护理

(一)检查前护理

1.信息确认

患者凭检查信息通过 PACS 进行预约、登记确认。留取联系电话，遇特殊情况便于通知患者。

2.检查分检

护士或登记员根据检查信息进行分检，指导患者到相应地点等待检查。

3.评估核对

护士仔细阅读检查申请单，核对患者信息(姓名、性别、年龄、检查部位、检查设备等)。详细询问病史，评估患者病情，核实患者信息、检查部位、检查方式，对检查目的要求不清的申请单，应与临床申请医师核准确认。

4.健康教育

护士进行分时段健康教育，特殊患者采取个性化健康教育。讲解检查整个过程、检查所需时间、交代检查注意事项，以及需要患者配合的相关事宜。健康教育形式：口头宣教、健康教育手册、视频宣教等。

5.去除金属异物

指导或协助患者去除被检部位的金属物件及高密度伪影的衣物，防止产生伪影。

6.呼吸训练

护士耐心指导胸、腹部检查患者进行呼吸训练。应指导胸部检查的患者先吸一口气，再屏住气，保持胸、腹部不动，防止产生运动伪影；腹部检查可以直接屏气。

7.镇静

对小儿、昏迷、躁动、精神异常的患者，采取安全措施防止坠床，必要时遵医嘱使用镇静药。

8.PACS 呼叫

及时应用 PACS 呼叫患者到检。

(二)检查中护理

(1)再次核对患者信息,协助患者进检查室、上检查床,避免坠床或跌倒。有引流管者妥善放置,防止脱落。

(2)按检查部位要求设计体位,指导患者勿移动身体变换体位。

(3)检查时注意保暖,避免患者着凉。

(4)做好患者非照射部位的 X 线防护。

(5)检查结束后询问患者情况,协助患者下检查床。

(三)检查后护理

告知患者及家属取片与报告的时间、地点。

二、CT 增强检查护理

(一)检查前的护理

1.信息确认

患者凭检查信息通过 PACS 进行预约、登记确认;在申请单上准确记录患者的身高、体重、联系电话。

2.评估核对

护士仔细阅读检查申请单,核对患者信息(姓名、性别、年龄、检查部位、检查设备等),详细询问病史(既往史、检查史、用药史、现病史、过敏史等),评估患者病情,筛选高危人群。核实患者信息、检查部位、检查方式。

3.心理护理和健康宣教

在常规宣教的基础上,重点告知增强检查的目的及注意事项、合理水化的重要性,注射对比剂后可能出现的正常现象(口干、口苦、口腔金属味、全身发热、有尿意等)和不良反应(如恶心、呕吐、皮疹等),进行针对性护理,消除患者紧张、焦虑的不良情绪。

指导患者或家属签署碘对比剂使用知情同意书。认真评估患者血管情况,安置 18～20G 静脉留置针;注意保护,防止留置针脱出。对比剂常规加温准备。

(二)检查中的护理

(1)高压通道的建立与确认:连接高压注射器管道。试注水,做到“一看二摸三感觉四询问”,确保高压注射器、血管通畅。

(2)患者沟通:再次告知检查注意事项及推药时的身体感受,缓解患者紧张情绪。

(3)心理安慰:对于高度紧张的患者,在检查过程中护士通过话筒给予安慰,鼓励患者配合完成检查。

(4)严密观察:注射对比剂时密切观察有无局部和全身症状。防止不良反应的发生,做到及时发现、及时处理。

(5)防止渗漏:动态观察增强图像对比剂进入情况,及时发现渗漏。

(6)检查结束后询问患者情况,评估有无不适,协助下检查床。

(7)指导患者在观察区休息 15～30 分钟,如有不适,及时告知护士。

(三)检查后的护理

(1)定时巡视:准备护士定时巡视观察区,询问患者有无不适,及时发现不良反应。

(2)合理水化:指导患者进行水化(每小时不少于 100 mL),以利于对比剂的排出,预防对比剂肾病。

(3)拔留置针:观察 15～30 分钟,患者无不适后可拔取留置针,指导正确按压穿刺点,无出血方可离开观察区。

(4)告知患者及家属取片与报告的时间、地点,以及回家后继续观察和水化,如有不适,及时电话联系。

第三节　MRI 检查常规护理

一、MRI 普通检查护理

(一)检查前护理

(1)患者预约:患者凭检查信息通过 PACS 进行预约、登记确认。正确留取患者身高、体重,并记录在申请单上。

(2)检查分检:护士或登记员根据检查信息进行分检,指导患者到相应地点等待检查。

(3)评估核对:护士仔细阅读检查申请单,核对患者信息(姓名、性别、年龄、检查部位等),详细询问病史,明确检查目的和要求;评估患者病情,确认患者信息、检查部位、检查方式;对检查目的要求不清的申请单,应与临床申请医师核实。

(4)风险筛查:确认受检查者无 MRI 检查绝对禁忌证,患者进入机房前需将身上一切金属物品摘除,包括义齿、钥匙、手表、手机、发夹、金属纽扣,以及磁性物质和电子器件。安置有金属节育环的盆腔受检查者,应嘱其取环后再行检查;由于某些化妆品含有微量金属,必要时检查之前卸妆。

(5)消化道准备:腹部脏器检查者于检查前 6～8 小时禁食、禁水;做盆腔检查者禁止排尿(膀胱内保持少量尿液);并进行严格的呼吸训练。

(6)心理护理和健康宣教:介绍检查的目的、禁忌证、适应证、注意事项、配合、环境及机器情况,过度焦虑紧张可由家属陪同(筛查有无焦虑症、恐惧症等)。告知患者扫描检查大概所需的时间,磁场工作时会有嘈杂声响或发热,均属正常,扫描过程中平静呼吸,不得随意运动,以免产生运动伪影(如吞咽动作易导致颈、胸部检查时出现运动伪影,眨眼和眼球运动易导致头颅、眼眶等检查时出现运动伪影,腹部运动过于明显易导致盆腔检查时出现运动伪影等)。若有不适,可通过话筒和工作人员联系。

(7)对于咳嗽的患者,检查前遵医嘱止咳后再安排检查。

(8)婴儿检查前 0.5 小时不可过多喂奶,防止检查时溢乳导致婴儿窒息。需行监测麻醉者,需禁食、水4～6 小时。

(9)镇静准备:对小儿、昏迷、躁动、精神异常的受检者,应在临床医师指导下适当给予镇静处理(10%水合氯醛、苯巴比妥、监测麻醉等)。

(二)检查中护理

(1)体位设计:按检查部位要求设计体位,安放线圈,指导患者保持正确的姿势,确保体位不动。严禁患者体位在体内形成回路(两手不能交叉放在一起,双手不与身体其他部位的皮肤直接接触,其他部分的裸露皮肤也不能相互接触,以免产生回路),同时患者皮肤不能直接触碰磁体内壁及各种导线,防止患者灼伤。

(2)患者沟通:再次告诉患者检查时间、设备噪声和发热现象。有特殊需要的患者给予保暖,防止患者着凉。

(3)听力保护:提供听力保护装置(比如耳塞、棉球或 MRI 专用耳麦等),保护受检者听力。

(4)观察病情:检查中注意观察患者有无异常反应。

(5)检查结束后询问患者情况,协助下检查床。

(三)检查后护理

告知患者及家属取片与报告的时间及地点。

二、MRI 增强检查护理

MRI 增强扫描可提供更多的诊断信息，可显示微小病灶，能够更清晰地分辨病灶的性质及范围，有助于明确诊断和鉴别诊断。MRI 增强扫描成功与否直接影响到疾病的诊断，患者配合的好坏是扫描成功的关键因素之一，全程有效的护理干预不但能保证患者安全，而且有利于提高图像质量和诊断效果。

(一)检查前的护理

(1)患者预约：患者凭检查信息通过 PACS 进行预约、登记确认；正确记录患者身高、体重，并记录在申请单上，便于计算注射对比剂使用量。

(2)评估核对：护士仔细阅读检查申请单，核对患者信息（姓名、性别、年龄、检查部位、检查设备等），详细询问病史（既往史、检查史、用药史、现病史、过敏史等），明确检查目的和要求；评估患者病情，筛选高危人群；确认患者信息、检查部位、检查方式。对检查目的要求不清的申请单，应与临床申请医师核实。

(3)心理护理和健康宣教：在常规宣教的基础上重点告知增强检查的目的及注意事项、合理水化的重要性，注射对比剂后可能出现的正常现象（口干、口苦、口腔金属味、全身发热、有尿意等）和不良反应（如恶心、呕吐、皮疹等），进行针对性护理，消除患者紧张、焦虑的不良情绪。

(4)必要时镇静：对小儿、昏迷、躁动、精神异常的受检者，应在临床医师指导下适当给予镇静处理（10%水合氯醛、地西泮、监测麻醉等）。

(5)建立静脉通道：认真评估血管，安置 22G 留置针；嘱患者等待中穿刺侧肢体制动，防止留置针脱出。

(6)指导患者或家属签署钆对比剂使用知情同意书。对于危重患者，原则上不做增强检查，如果特别需要，必须由有经验的临床医师陪同。

(7)急救准备：因 MRI 设备的特殊性，应在 MRI 检查室隔壁设立抢救室，常备各种急救药品和仪器，固定放置，定期查对。护理人员应熟悉抢救药品的药理作用、常用剂量及使用方法，熟练使用抢救器械。若患者发生了对比剂不良反应，应及时进行抢救，并向临床医师说明发生意外不能在机房内实施抢救，必需转移到抢救室处理。

(8)其他内容参照 MRI 普通检查。

(二)检查中的护理

(1)再次沟通：告诉患者检查时间、设备噪声、发热现象及注射对比剂后可能出现的反应，减轻患者紧张情绪；有特殊需要的患者给予保暖，防止患者着凉。

(2)确保静脉通畅:按要求抽吸钆对比剂,连接高压注射器管道,试注水,做到“一看二摸三感觉四询问”;确保高压注射器、血管通畅。

(3)严密观察:注射对比剂时密切观察患者有无局部和全身症状,防止不良反应的发生,及时发现、及时处理。

(4)检查结束后询问患者情况,评估有无不适,协助下检查床。

(5)指导患者到观察区休息15～30分钟,如有不适,及时告知护士。

(6)其他参照MRI普通检查。

(三)检查后的护理

(1)定时巡视:准备护士定时巡视观察区,询问患者有无不适,及时发现不良反应。

(2)合理水化:MRI对比剂的半衰期为20～100分钟,24小时内约有90%以原型在尿液中排出。若病情允许,指导患者进行水化(100 mL/h)以利于对比剂的排出,预防肾源性系统纤维化的发生。

(3)观察15～30分钟,患者无不适后方可拔取留置针,指导正确按压穿刺点,无出血方可离开观察区。

(4)告知患者回家后继续观察和水化,如有不适,及时电话联系。

(5)其他参照MRI普通检查。

参考文献

[1] 窦斌.医学影像学理论与应用[M].上海:上海科学技术文献出版社,2023.
[2] 王文荣.医学影像技术与诊断精粹[M].济南:山东大学出版社,2022.
[3] 褚华鲁.现代常见疾病影像诊断技术[M].西安:陕西科学技术出版社,2020.
[4] 臧守红,赵建峰,陈圆圆,等.临床常见病影像诊断技术与应用[M].上海:上海科学技术文献出版社,2023.
[5] 裴红霞,王星伟,杨泽权.医学影像检查技术及应用[M].北京:中国纺织出版社,2022.
[6] 屈春晖.医学影像临床诊断[M].上海:上海科学技术文献出版社,2023.
[7] 霍学军,杨俊彦,付强,等.医学影像诊断与放射技术[M].青岛:中国海洋大学出版社,2021.
[8] 王成禹.现代医学放射影像学[M].汕头:汕头大学出版社,2023.
[9] 张红,张伟,于佳.实用医学影像诊断与技术[M].沈阳:辽宁科学技术出版社,2023.
[10] 吕仁杰.现代影像诊断实践[M].北京:中国纺织出版社,2022.
[11] 常利芳.医学影像诊断学[M].北京:中国纺织出版社,2023.
[12] 李玉华,刘瑞军,杨杰栋.实用医学影像诊断技术[M].汕头:汕头大学出版社,2022.
[13] 詹松华,陈克敏,曹厚德.现代医学影像技术学[M].上海:上海科学技术出版社,2023.
[14] 胡春洪,方向明.胸腹部影像图解正常解剖常见变异常见病变[M].北京:人民卫生出版社,2021.
[15] 韩岩冰,聂存伟,李成龙,等.实用医学影像技术与诊疗应用[M].合肥:中国科学技术大学出版社,2021.

[16] 孙伟.医学影像诊断与超声技术[M].青岛:中国海洋大学出版社,2023.

[17] 李宏军,陆普选.实用肝胆疾病影像学[M].北京:人民卫生出版社,2023.

[18] 徐振宇,陈初阳,邵小慧.医学影像理论与实践[M].北京:中国纺织出版社,2023.

[19] 高娜.医学影像技术与诊断[M].长春:吉林科学技术出版社,2023.

[20] 余建明,李真林.实用医学影像技术[M].北京:人民卫生出版社,2021.

[21] 沈娟.影像解剖与临床应用[M].长春:吉林大学出版社,2021.

[22] 刘业辉.医学影像检查技术与临床诊断应用[M].北京:科学技术文献出版社,2023.

[23] 徐永平,蓝思荣,石映平,等.实用医学影像诊断学[M].开封:河南大学出版社,2021.

[24] 张雪松,耿航,陶乙宣.医学影像与临床实践应用[M].北京:中国纺织出版社,2023.

[25] 陈兵,金群华.医学影像学图像后处理技术与诊断[M].北京:科学出版社,2023.

[26] 岳庆红.实用影像学基础与实践[M].北京:科学技术文献出版社,2020.

[27] 周福庆,朱皖,张庆.现代影像诊断基础[M].北京:化学工业出版社,2023.

[28] 郑继慧,王丹,王嵩.临床常见疾病影像学诊断[M].北京:中国纺织出版社,2021.

[29] 居胜红,彭新桂.影像诊断思维[M].北京:人民卫生出版社,2023.

[30] 李敏轶.新编临床医学影像技术与诊断[M].长春:吉林科学技术出版社,2023.

[31] 孟令波.医学影像技术助力青少年骨肿瘤的早期诊断[J].青春期健康,2023,21(16):72.

[32] 刘天柱,彭振鹏,黄乐生,等.多排螺旋CT对胃肠道内可疑异位胰腺病灶的影像学诊断[J].中国医学物理学杂志,2020,37(03):317-321.

[33] 常海婷.医学影像技术在医学影像诊断中的应用[J].泰州职业技术学院学报,2023,23(3):79-82.

[34] 宋园园.CT和MRI的多模式影像学检查在肝癌术前精准诊断中的应用价值[J].生物医学工程学进展,2022,43(02):100-102.

[35] 余婧,朱艳,纪芳芳,等.立德树人视域下思政元素融入医学影像诊断学初探[J].卫生职业教育,2024,42(2):66-68.